EL FUTURO DEL MÉDICO

EL FUTURO DEL MÉDICO

"Una guía visionaria que sitúa a los médicos y a los responsables de la salud en el corazón de la medicina impulsada por la IA y la robótica."
Tony J. Selimi, *reconocido coach empresarial especializado en comportamiento humano*

EL FUTURO DEL MÉDICO

Un plan para preparar tu carrera profesional y para líderes del sector salud que guían la evolución de la medicina con IA y robótica

DR. PIETRO EMANUELE GARBELLI

Autor internacional número uno en ventas, multipremiado y consultor de salud de amplia trayectoria

TRANSFORMANDO EL CUIDADO DE LA SALUD CON PROPÓSITO®

Future Health Press
Una división de Transforming Healthcare Ltd
20-22 Wenlock Road, N1 7GU Londres, Reino Unido
https://drgarbelli.com

ISBN: 978-1-0681627-3-2 (tapa dura)
ISBN: 978-1-0681627-4-9 (tapa blanda)
ISBN: 978-1-0681627-5-6 (digital)

Future Health Press – Fecha de revisión: 25/07/2025

CONTENIDO

AVISO IMPORTANTE

Esta publicación tiene como propósito brindar información confiable y adecuada sobre los temas tratados, con fines exclusivamente informativos y educativos.

El contenido del libro se basa en la experiencia, opiniones y conocimientos del autor, salvo que se indique lo contrario en el texto o en las notas al pie. Se ha puesto el mayor empeño en presentar información precisa, actualizada, confiable y completa al momento de su redacción. No se ofrecen garantías de ningún tipo, expresas o implícitas.

Este libro se publica bajo el entendido de que ni el autor ni el editor están ofreciendo asesoría legal, financiera, médica ni de ningún otro tipo profesional. Las leyes y prácticas pueden variar según la región o el país, y en caso de requerirse orientación especializada, se recomienda acudir a un profesional calificado.

El autor y el editor declinan toda responsabilidad por cualquier daño, pérdida o riesgo —personal o de otro tipo— que pudiera derivarse directa o indirectamente del uso o aplicación del contenido de este libro, incluyendo, entre otros, posibles errores, omisiones o imprecisiones.

Los consejos y estrategias aquí presentados pueden no ser adecuados para todas las circunstancias y no deben interpretarse como asesoría legal ni profesional sobre ningún tema específico.

Si deseas utilizar este libro como material de investigación, por favor contacta al autor y solicita los permisos correspondientes.

Dr. Pietro Emanuele Garbelli

ELOGIOS

"¿Alguien te ha dicho que la inteligencia artificial podría quitarte el trabajo?

Existe una cultura muy arraigada entre los médicos de ignorar todo lo relacionado con la IA en el ámbito de la medicina. '¡Soy irremplazable!', nos repetimos.

Nos guste o no, la inteligencia artificial avanza rápidamente para integrarse en todos los aspectos de la vida moderna. Como residente en radiología, ya he presenciado varios programas piloto que prueban y desarrollan algoritmos de IA capaces de detectar imágenes anómalas mucho antes. Es solo cuestión de tiempo para que la IA se convierta en una herramienta fundamental para responder a las crecientes exigencias del sector salud.

Mientras la mayoría aún evita siquiera pensar en este escenario, el Dr. Garbelli va un paso adelante y aborda este 'descuido hacia la IA' con evidencia científica y con la experiencia que le da su labor tanto clínica como de liderazgo en salud.

Con un estilo claro y accesible, expone los riesgos para la seguridad del paciente si no nos adaptamos a la transformación que está viviendo la medicina. El Dr. Garbelli plantea preguntas clave sobre si nuestros sistemas y normativas actuales están realmente preparados, y analiza cómo sus vacíos podrían generar dilemas éticos, legales y morales.

Gracias a su conocimiento y enfoque orientado a soluciones, el Dr. Garbelli nos ofrece un marco detallado con posibles aplicaciones que van desde el nivel local hasta instituciones globales y marcos legislativos.

Su trabajo no solo tranquiliza a los profesionales sobre su rol en esta nueva era, sino que nos inspira a aprovechar los avances de la IA para mejorar, más que nunca, la atención a nuestros pacientes.

Una lectura indispensable para médicos residentes, líderes del sector y hasta para los propios pacientes."

Dra. Kubra Shah-Howells, *Especialista en formación en radiología, FHEA, PGCert en Educación Médica (Universidad de Edimburgo), MBChB (Escuela de Medicina de Leicester)*

"Una revelación elocuente sobre la práctica médica actual y una perspectiva clara sobre el futuro de la medicina. El Dr. Garbelli nos lleva a tomar conciencia de que la inteligencia artificial y la robótica ya forman parte de nuestro día a día clínico, y nos invita a unirnos para cerrar las brechas entre los médicos y la tecnología. Su propuesta busca lograr una armonía entre la inteligencia humana, la inteligencia artificial y el avance tecnológico, con el objetivo de crear un sistema de salud más eficiente y ético. ¡El momento de actuar es ahora! Este libro debería estar en la biblioteca y sala de espera de todo médico. Imprescindible."

Dra. Anna Lukusa, *Médica general, MRCGP, MScID, MBcHB, BScHB*

"Como cardiólogo, soy testigo directo del impacto transformador que tiene la tecnología en la medicina. *El futuro del médico* es una guía innovadora y oportuna que ilumina las enormes oportunidades que ofrecen la inteligencia artificial y la robótica en el cuidado de la salud. Este libro traza de manera experta el camino entre la experiencia médica y la tecnología de punta, ofreciendo una hoja de ruta clara para integrar estos avances de forma segura y eficaz. Resalta el papel esencial de la ética y del enfoque centrado en el paciente al aplicar la IA en diagnósticos, tratamientos de precisión y procedimientos quirúrgicos. Esta obra no solo es esencial para los médicos, sino también para cualquier persona involucrada en el sector salud que busque aprovechar, de forma segura, el potencial de la IA y la robótica. Prepara a las organizaciones sanitarias para el futuro y empodera a los médicos para liderarlo, asegurando que la innovación se traduzca en mejores resultados para los pacientes y en un sistema de salud más humano y sostenible."

Dr. Todorche Stamenov, *Cardiólogo consultor, NHS*

"Mientras muchos estamos enfocados en incorporar las últimas tecnologías para mantenernos competitivos en el ámbito de la salud privada, el elemento clave para la seguridad del paciente sigue siendo el cumplimiento de las normativas. Sin embargo, hay aspectos regulatorios que quizá aún no consideramos, ya que el mundo clínico digital avanza más rápido de lo que los organismos reguladores pueden seguir. Fue excelente ver que el Dr. Garbelli pone en evidencia este desfase en su libro: ¿cambiará esto?, ¿invertirán las autoridades regulatorias para adaptarse a los nuevos tiempos? Dr. Garbelli, una vez más nos dejas con mucho en qué pensar."

Ina O'Halloran *(Herridge), Jefa de Gobernanza Clínica del programa de implementación de Historias Clínicas Electrónicas*

"El galardonado autor Dr. Garbelli nos guía por la compleja relación entre la medicina y la inteligencia artificial, una conexión que ya está en plena transformación. Hoy en día, herramientas como los informes automatizados, el análisis de datos, la telemedicina y el reconocimiento de voz están haciendo posible una atención médica más precisa y personalizada.

La medicina atraviesa un momento decisivo, con avances tan rápidos que es imposible para cualquier médico mantenerse al día con todo. Con un lenguaje claro y accesible, Garbelli nos adentra en las dinámicas entre humanos y máquinas, destacando los beneficios de la IA en el ámbito médico, pero sin ignorar sus posibles riesgos. Quitar el componente emocional puede ser útil, pero perder la visión global que aporta un médico es un riesgo que no debemos minimizar.

El libro también aborda la necesidad de una regulación adecuada y plantea escenarios extremos, casi apocalípticos. Como cualquier nuevo integrante del sistema de salud, la IA está en una etapa de aprendizaje acelerado, cometiendo errores y aprendiendo de ellos. Aun así, necesita tiempo para afianzarse y encontrar su lugar.

¿La IA reemplazará a los profesionales de la salud? El tema se explora con detalle. Pero la atención centrada en el paciente implica que la IA no viene a sustituir a los médicos, sino a potenciar su labor y apoyar la formación de nuevas generaciones. No se trata de dañar, sino de armonizar, con el objetivo de transformar la medicina en algo más eficiente y sostenible.

El futuro de la medicina no consiste en elegir entre lo tradicional y la inteligencia artificial, sino en encontrar un equilibrio entre ambas. *El futuro del médico*, en realidad, ya está aquí."

Dr. Nick Murch, *Médico consultor en Medicina Aguda, The Royal Free Hospital; Profesor clínico honorario, UCL Medical School; Presidente de la Sociedad de Medicina Aguda*

"Los cambios que la inteligencia artificial está generando en la medicina no son promesas lejanas: ya comenzaron y están tomando fuerza.

Estas transformaciones no solo impactan en la atención al paciente, los estudios clínicos o el análisis de datos, sino también en la gestión de las enormes cargas administrativas y operativas del sistema de salud.

No tengo dudas de que el Dr. Garbelli, especialmente después del gran éxito de su primer libro, sabrá ofrecer claridad, comprensión y una mirada equilibrada sobre los beneficios y los desafíos del uso de la IA en el ámbito médico."

Jules Sleater, *Director Médico Asociado, NHS*

"*El futuro del médico*, del Dr. Pietro Emanuele Garbelli, es un análisis profundo y oportuno sobre cómo la inteligencia artificial (IA) y la robótica están moldeando el porvenir de la atención médica. A lo largo del libro, el autor examina con lucidez las posibles transformaciones que estas tecnologías prometen, al tiempo que aborda los grandes desafíos y dilemas éticos que enfrentan tanto los pacientes como los profesionales de la salud.

Puntos fuertes

Uno de los mayores aciertos del libro es su cobertura amplia y bien documentada de las múltiples formas en que la IA ya está dejando huella en la medicina. Desde el uso de imágenes médicas hasta los sistemas de análisis predictivo, los ejemplos presentados por el Dr. Garbelli reflejan tanto los avances actuales como el enorme potencial para innovaciones futuras. El autor encuentra un equilibrio entre el entusiasmo y la prudencia, reconociendo que la IA puede mejorar la precisión diagnóstica, aliviar las cargas administrativas y facilitar una atención más personalizada gracias a herramientas predictivas y servicios de telemedicina.

Otro aspecto destacado es el énfasis en el *Modelo de Convergencia Sanitaria*™ (MCS) un modelo que propone una integración estructurada y responsable de la IA en el sistema de salud, siempre con el foco en el bienestar del paciente. Este enfoque insiste en que los médicos deben seguir siendo el eje central en la toma de decisiones, asegurando que la tecnología complemente —y no sustituya— la dimensión humana que es esencial en la práctica médica.

Desafíos

No obstante, el Dr. Garbelli no pierde de vista los desafíos que conlleva esta transformación. Las secciones dedicadas a la seguridad de los datos, la responsabilidad legal y el uso de IA de código abierto plantean interrogantes importantes sobre la privacidad, los riesgos de tecnologías no reguladas y la dificultad de establecer responsabilidades cuando una IA comete errores. Aunque estas cuestiones no tienen respuestas definitivas, el autor subraya con claridad la necesidad de cerrar brechas regulatorias y éticas, y propone un llamado urgente a la gobernanza proactiva y a la cooperación internacional para garantizar que los beneficios de la IA se logren sin poner en riesgo la atención al paciente ni la autonomía profesional.

Cuestiones éticas y regulatorias

El análisis que hace el libro sobre los aspectos éticos y regulatorios resulta particularmente estimulante. El Dr. Garbelli señala que los marcos legales actuales están quedando rezagados frente al veloz desarrollo de la IA. Por eso, aboga por una cooperación global que permita establecer normativas capaces de proteger a los pacientes sin frenar la innovación. Además, advierte que estas tecnologías podrían agravar las desigualdades existentes en el acceso a la salud, un riesgo que no debe subestimarse. El autor propone medidas concretas para evitar que los avances tecnológicos se traduzcan en brechas aún más profundas en la calidad de la atención médica.

Impacto en la fuerza laboral

El Dr. Garbelli también aborda con sensibilidad las inquietudes del personal de salud, especialmente en lo que respecta a la estabilidad laboral y el futuro de la relación médico-paciente. La preocupación sobre si la inteligencia artificial podría reducir el papel de los clínicos aparece de forma recurrente. Al poner el foco en la necesidad de una formación especializada y recalcar que la IA debe ser una herramienta y no un sustituto de la inteligencia humana, el libro transmite un mensaje tranquilizador: los médicos siguen siendo indispensables en un sistema de salud fortalecido por la tecnología.

Reflexión final

El capítulo de cierre, titulado *A call for harmony*, concluye de forma acertada al destacar la importancia de mantener el equilibrio. Propone un futuro en el que la IA y la empatía humana convivan de forma complementaria, permitiendo que la tecnología libere a los médicos de tareas administrativas para que puedan centrarse en lo verdaderamente importante: la atención al paciente. La visión del Dr. Garbelli es la de una integración fluida de la IA en la medicina, sin poner en riesgo los valores éticos y humanos que dan sentido a la profesión médica.

Conclusión

El futuro del médico es una lectura imprescindible para quienes se interesan por el destino de la medicina. El Dr. Garbelli ofrece una visión completa, que combina entusiasmo por los avances tecnológicos con una advertencia responsable sobre sus posibles riesgos. Su propuesta de una integración estructurada y ética de la IA en la atención sanitaria es oportuna y necesaria. Si bien aún quedan desafíos por resolver —como los relacionados con la regulación y la responsabilidad legal—, este libro funciona como una guía clara para asegurar que la inteligencia artificial complemente, y no desplace, el papel fundamental de los profesionales de la salud. Gracias a su enfoque equilibrado y profundo, *El futuro del médico* se convierte en una valiosa contribución al debate sobre el papel de la IA en la medicina actual."

Fernando Pilpil, *enfermero titulado, gestor del cambio y consultor en implementación de sistemas de historia clínica electrónica*

"Si tú, como yo, sientes cierta desconfianza hacia las nuevas tecnologías, o simplemente te cuesta comprender del todo qué significa realmente la inteligencia artificial, este libro es para ti. El mundo de la IA está creciendo sin freno y ha llegado para quedarse. Muy pronto será parte de nuestra vida cotidiana. Este libro te invita a un recorrido revelador por todo lo que implicará la IA en el futuro del sistema de salud. Te orientará para moverte con seguridad en este nuevo panorama y te explicará cómo la IA transformará la medicina tanto para médicos como para pacientes. Prepárate para sorprenderte."

Dra. E. Fabris, *Consultor en Medicina General y Coordinador de RDC, Kings College University Hospital*

"Este libro es una guía pionera que logra tender un puente claro entre la tecnología y la medicina. Como médica comprometida con brindar atención desde una plataforma tecnológica centrada en las personas, me sentí profundamente identificada con la visión que presenta. El Dr. Garbelli ofrece una hoja de ruta detallada y bien argumentada para integrar la inteligencia artificial y la robótica en el sistema de salud sin perder de vista los pilares de la empatía, la ética y la conexión humana que dan sentido a nuestra profesión. Sus reflexiones son una invitación a que los médicos no solo aceptemos esta transformación tecnológica, sino que la lideremos, asegurando que nuestro rol en la atención al paciente siga siendo valioso e insustituible. *El futuro del médico* es una lectura imprescindible para todo profesional de la salud que quiera prepararse para el futuro de la medicina con conocimiento y humanidad."

Dra. Helena Cepparo, *Fundadora de Medelit Home y Online Healthcare*

PRÓLOGO

Hay momentos en la vida que marcan nuestro camino, que nos definen y que, de alguna manera, cristalizan nuestro propósito. En mi caso, esos momentos comenzaron cuando tenía nueve años, en una sala de hospital en Skopie, la capital de lo que hoy conocemos como Macedonia del Norte. Luchaba contra una grave infección pulmonar. Mi internamiento se prolongó por más de dos años, de los cuales pasé seis meses conectado a una máquina de soporte vital, entrando y saliendo de la conciencia, sostenido entre la vida y la muerte gracias a la experiencia, entrega y vocación de médicos, enfermeras y también de sanadores holísticos. Fue en esos días largos y llenos de incertidumbre que empecé a comprender el valor profundo de la medicina: no solo por sanar el cuerpo, sino por mantener viva la esperanza y la dignidad en los momentos más difíciles.

Con los años, los desafíos de salud no desaparecieron. En mi familia enfrentamos otros: mi hermano mayor sufría de epilepsia, una condición que trajo miedo y una gran sensación de impotencia a nuestro hogar. Más adelante, vi a mis padres y abuelos enfrentar sus últimos días, acompañados por médicos que les ofrecieron consuelo y respeto en sus horas finales. Luego, durante la devastadora Guerra Civil en Yugoslavia, fui testigo de cómo los profesionales de la salud se convirtieron en faros de esperanza en medio del caos, atendiendo a heridos, cuidando a los enfermos y ofreciendo consuelo en medio de la oscuridad. Todas esas vivencias, sumadas a mi formación en ingeniería eléctrica y comportamiento organizacional en University College London (UCL), una de las cinco mejores universidades del Reino Unido, y a más de una década trabajando en altos cargos del sector tecnológico, me llevaron a explorar la conducta humana, la resiliencia emocional y los misterios de la existencia. Ese recorrido terminó guiándome por el mundo para ayudar a otros a superar sus desafíos y despertar a su máximo potencial.

Lo que más me impacta de todo este camino es la sincronía que la vida pone en marcha cuando uno se alinea con un propósito claro, uno que va más allá de uno mismo y evoluciona con el tiempo. Así como mis primeras experiencias con la enfermedad moldearon mi destino, también marcaron la infancia del Dr. Pietro Garbelli, quien vivió luchas similares y encontró en ellas la inspiración para estudiar medicina. Al igual que yo, el Dr. Garbelli sintió una necesidad profunda de entender los grandes misterios de la vida y decidió hacerlo desde la vocación médica. Su impulso para dedicarse a la salud nació del deseo genuino de servir y de la firme intención de que la medicina siempre se ejerza con compasión, integridad y respeto por la dignidad humana.

Años después, nuestros caminos se cruzaron en lo que solo puedo describir como una perfecta alineación de propósito y visión. Como su coach y mentor de confianza, he tenido el honor de acompañar al Dr. Garbelli en el proceso de aclarar y poner en acción su visión, su misión y su propósito en constante evolución. Al principio, trabajamos juntos para ayudarlo a superar numerosos retos personales y frustraciones en sus relaciones, muchos de los cuales estaban relacionados con las exigencias de su labor médica. En ese proceso, nació en él la inspiración de dar forma a su llamado más auténtico: transformar el futuro de la medicina con un enfoque que beneficie tanto a los doctores como a los sistemas de salud y a los pacientes. Juntos diseñamos una hoja de ruta hacia una medicina del futuro que combine el poder de la tecnología con los valores humanos que han guiado esta noble profesión durante siglos.

El compromiso del Dr. Garbelli con su vocación, y su firme deseo de darle mayor protagonismo a la voz médica en esta era de inteligencia artificial y robótica, dieron lugar a su segundo libro: *El futuro del médico*. Esta obra no trata solamente de cómo afrontar los cambios tecnológicos; va mucho más allá. Se trata de recuperar la esencia de lo que significa ser médico. De asegurar que los doctores lideren la transformación del sistema de salud, en lugar de limitarse a adaptarse a ella.

Las razones para leer este libro sobran, pero aquí te comparto tres que considero esenciales:

Uno: Te da herramientas para proteger y fortalecer tu profesión médica.

Con el avance imparable de la inteligencia artificial y la robótica en el sector salud, el rol del médico corre el riesgo de verse relegado. Este libro ofrece estrategias concretas para mantenerte en el centro del cuidado al paciente, garantizando que tu experiencia, tu humanidad y tu capacidad de juicio sigan siendo fundamentales, más allá de cualquier innovación tecnológica.

Dos: Te ayuda a liderar activamente la transformación del sistema de salud.

La integración de la inteligencia artificial en la medicina es un hecho. Pero hacia dónde va ese cambio depende de quiénes lo lideren. A lo largo del libro, el Dr. Garbelli presenta un marco integral para que los médicos no solo se adapten, sino que dirijan esa transformación, asegurando que el futuro de la medicina esté en manos de quienes realmente la comprenden desde adentro.

Tres: Ofrece una visión para armonizar la tecnología con la medicina y brindar atención médica de calidad sin fronteras.

Esta obra invita a repensar cómo la tecnología puede convertirse en una aliada poderosa del arte médico, sin perder nunca de vista la humanidad que debe estar en el corazón de cada acto de sanación.

Uno de los mayores temores en la medicina actual es que la tecnología termine deshumanizando la atención al paciente. Este libro ofrece soluciones prácticas para integrar la inteligencia artificial y la robótica de manera que fortalezcan —en lugar de reemplazar— la relación médico-paciente. Se trata de usar la tecnología como una herramienta que potencie los valores humanos, no como un sustituto del vínculo humano.

Los beneficios de leer *El futuro del médico* van mucho más allá de comprender los retos y oportunidades que trae la inteligencia artificial en el ámbito de la salud. Este libro es una guía estratégica para prosperar en un mundo en constante cambio, donde el aprendizaje continuo, el liderazgo ético y el pensamiento innovador son claves. Te brindará herramientas para mantenerte vigente, influir de manera positiva y adaptarte con resiliencia a la evolución del sistema de salud.

Lo que hace especialmente valioso a este libro es la alianza única y el llamado profundo que une al Dr. Garbelli y a mí. Como alguien que ha acompañado a miles de personas y trabajado con empresas de todo el mundo para mejorar su rendimiento, potenciar su liderazgo y alcanzar objetivos estratégicos, he podido comprobar el impacto profundo que tienen la claridad, el propósito y una visión bien definida. A lo largo de los años, he guiado a directores ejecutivos, emprendedores y profesionales frente a desafíos complejos, ayudándolos a lograr lo que a veces parecía inalcanzable. Esos mismos principios de alineación, enfoque y empoderamiento están presentes en cada capítulo de este libro.

El camino para dar vida a *El futuro del médico* comenzó en el retiro de formación avanzada *Climb Greater Heights*, en Mallorca. Fue allí donde el Dr. Garbelli y yo definimos la estructura, pulimos los mensajes y sentamos las bases de lo que se convertiría en una guía transformadora para médicos y líderes del sector salud. Yo formulé las preguntas clave:

¿Cuáles son los desafíos que enfrentan hoy los médicos? ¿Cómo pueden prepararse para un futuro impulsado por inteligencias artificiales conscientes y robótica avanzada? ¿Qué estrategias hacen falta para que la tecnología esté al servicio de la esencia de la medicina y no termine desdibujándola? Sus respuestas a estas y muchas otras preguntas fueron el punto de partida para construir este libro.

Varios meses después, el Dr. Garbelli decidió tomarse una pausa de su exigente rol como médico y director clínico para enfocarse en la escritura durante unas vacaciones en Creta. Rodeado de un entorno sereno, volcó sus pensamientos en papel, transformando sus ideas en una narrativa sólida con el propósito de empoderar a médicos y profesionales de la salud en todo el mundo. Aun así, en su interior, sabía que el trabajo no estaba terminado. Por eso, decidió regresar a otro retiro de *Climb Greater Heights*, donde pasamos largas jornadas perfeccionando el contenido, profundizando en las ideas clave y asegurándonos de que cada capítulo estuviera en sintonía con la visión que habíamos trazado desde el inicio de nuestro proceso de acompañamiento.

Trabajar junto al Dr. Garbelli ha sido un verdadero honor y un privilegio. Su pasión por la medicina, su entrega al servicio de los médicos y su compromiso firme con la construcción de un mejor futuro para el sistema de salud hacen de este libro una lectura imprescindible para todo profesional del área. Ya sea que trabajes en la primera línea de atención, líderes un equipo médico o tomes decisiones que influyan en las políticas de salud, *El futuro del médico* ofrece ideas valiosas que te ayudarán a navegar con claridad y seguridad los desafíos de la medicina contemporánea.

Hoy estamos al borde de una nueva era en el ámbito sanitario, y debemos entender que el futuro no es algo que simplemente nos sucede: es algo que construimos activa y colectivamente. Así como en el siglo pasado los antibióticos, las vacunas y la imagenología revolucionaron la medicina, la inteligencia artificial y la robótica están destinadas a redefinir las posibilidades del diagnóstico, el tratamiento y la atención al paciente en los años por venir. Pero somos nosotros quienes debemos asegurarnos de que estos avances se utilicen con ética, responsabilidad y respeto hacia los valores que han guiado a la medicina durante siglos.

En mi libro más vendido en Amazon, *#Loneliness*, publicado en 2016, reflexiono sobre la naturaleza dual de la inteligencia artificial, que puede ser tanto una bendición como una carga. Gracias a ese libro fui invitado a inaugurar la conferencia TEDx Wilmington en Delaware, donde mi charla —que ya ha superado el millón de vistas— se tituló "Technological Armageddon: A Wake-Up Call.". En ella exploro a fondo cómo algunos podrían crear una *Cataclysmic Artificial Super Insane Technology* (CASIT Red), capaz de separarnos aún más, aislarnos tras pantallas y algoritmos, y deshumanizar por completo nuestras relaciones. Pero otros podrían desarrollar una *Conscious Artificial Super Intelligent Technology* (CASIT Green), que nos una, que eleve el arte de sanar, que lo haga más eficiente, personalizado y accesible, mejorando todos los aspectos de nuestras vidas. Y lo mismo aplica a la medicina. Si se la incorpora con responsabilidad, la IA puede ser una aliada poderosa. Pero si se deja avanzar sin control, puede terminar por borrar el toque humano que está en el corazón mismo de la práctica médica.

Por eso, haber formado parte del camino del Dr. Garbelli mientras escribía *El futuro del médico* ha sido tanto un honor como un privilegio. Su compromiso con empoderar a los médicos y garantizar que los sistemas de salud prioricen tanto las tecnologías impulsadas por inteligencia artificial y robótica como el lado humano, es una causa que apoyo de todo corazón. Acompañarlo en la creación de este libro oportuno ha sido mi forma de rendir homenaje a su entrega desinteresada por el futuro de la medicina, y también a todos los médicos que a lo largo de mi vida han cuidado de mí, de mi familia y de tantas otras personas.

Este trabajo es un recordatorio del valor de preservar *La voz del médico* en un mundo donde muchas veces la tecnología habla más fuerte.

Al leer este libro, te invito a reflexionar sobre los retos que enfrentas y las oportunidades que tienes para construir un mejor futuro en el ámbito de la salud. Que este libro inspirador, junto con el legado del Dr. Garbelli y su labor, te sirva de guía para alcanzar todo tu potencial como médico, con poder y propósito. Y que juntos podamos escribir un nuevo capítulo en la historia de la medicina, uno donde la armonía, la innovación y la compasión guíen a cada médico y líder de pensamiento médico hacia un mundo más saludable, impulsado por la inteligencia artificial y la robótica.

Tony J. Selimi,
autor galardonado, conferencista y coach transformacional en vida y negocios, especializado en comportamiento humano y desarrollo del potencial personal.

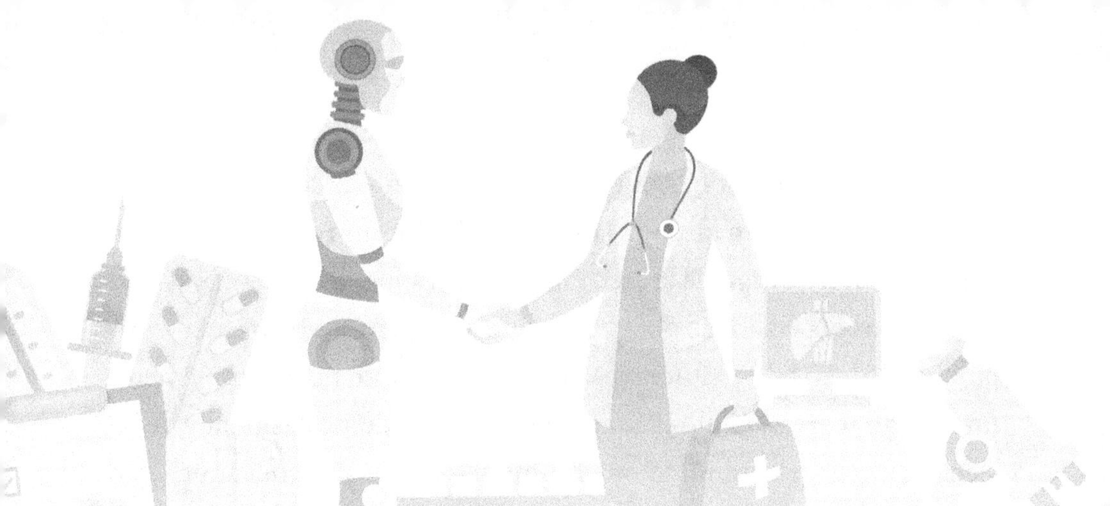

INTRODUCCIÓN

Una receta para proteger tu profesión y liderar activamente el futuro de la medicina impulsada por la IA y la robótica

La medicina está evolucionando a un ritmo tan vertiginoso como desconcertante. La rápida incorporación de la inteligencia artificial (IA), la robótica y otras tecnologías emergentes están transformando el sistema de salud, abriendo oportunidades sin precedentes, pero también planteando preguntas serias sobre el papel que desempeñarán los médicos en este nuevo escenario. Como profesionales de la salud, estamos en un momento clave de la historia—uno en el que muchos podrían abandonar la profesión o decidir no estudiar medicina. Nuestra voz podría marcar la diferencia para prosperar en este futuro tecnológico, o bien ser silenciada por la burocracia y la automatización. No lo olvides: las decisiones que tomemos hoy definirán el futuro de nuestra profesión y el alma misma de la medicina. Tienes el poder de influir en ese futuro.

Con más de veinte años de experiencia como médico, he vivido de primera mano los momentos de plenitud que da salvar una vida, así como las frustraciones que genera un sistema de salud complejo y muchas veces dominado por la burocracia. En mi rol como director clínico, he sido testigo de la creciente presión sobre los sistemas sanitarios y de las expectativas poco realistas que recaen sobre los médicos y quienes dirigen las instituciones de salud. Este libro no es simplemente un tratado teórico: es el resultado de mi recorrido profesional y de las lecciones que he aprendido en el camino—una experiencia que estoy seguro compartirás en más de un punto.

El surgimiento de la IA y la robótica ha puesto en jaque los cimientos de la atención médica, empezando por el rol del médico. Esta conciencia fue lo que me impulsó a escribir *El futuro del médico*. Más que un libro, es una guía completa, una llamada urgente a la acción y un plan diseñado para dar poder a los médicos del mundo entero, para que tomen las riendas de su profesión en una era dominada por la tecnología.

Esta obra es una herramienta poderosa que ofrece estrategias, reflexiones y principios clave para proteger tu ejercicio profesional sin dejar de abrazar el futuro tecnológico. Pero no se trata solo de resistir: se trata de usar tu experiencia y liderazgo. Como médico, estás llamado a adaptarte a estos cambios y a encabezar la transformación, asegurando que los valores esenciales de la medicina —la empatía, la ética y el cuidado centrado en el paciente— sigan siendo el corazón del sistema de salud. Tu papel en este proceso es esencial, y este libro quiere ser el impulso que necesitas para liderar el futuro de la medicina con confianza, claridad y propósito.

Para quienes hayan leído mi anterior libro *La voz del médico*, ya estarán familiarizados con muchos de los problemas sistémicos que han contribuido al agotamiento profesional, la frustración creciente, la pérdida de confianza, el deterioro del bienestar y la insatisfacción que viven hoy los profesionales de la salud. La respuesta a ese primer libro fue sumamente positiva. Recibió más de veinte premios internacionales y varias reseñas editoriales con calificación máxima. Ese reconocimiento confirmó que era necesario seguir profundizando en la conversación, especialmente ahora que nos adentramos en los desafíos éticos, estratégicos y prácticos que trae consigo un futuro médico impulsado por la inteligencia artificial consciente y la robótica. La transformación que estamos viviendo exige una nueva forma de participación por parte de los médicos, no solo como profesionales clínicos, sino como líderes de pensamiento y agentes de cambio.

El futuro del médico es el resultado de años de experiencia profesional, desafíos personales y un compromiso profundo con mi propio crecimiento y con preservar la esencia de la medicina. Pero este libro no nació en soledad; fue producto de la colaboración, la claridad y una fuerte intención de transformar el sistema de salud con propósito.

Las primeras semillas se plantaron durante el retiro avanzado *Climb Greater Heights* en Mallorca. En ese entorno sereno, junto a mi coach Tony J. Selimi —estratega empresarial y coach transformacional especializado en comportamiento humano— no solo delineamos los capítulos, sino que nos sumergimos en el corazón del mensaje que yo deseaba compartir. Lo primero fue esclarecer por qué me sentía llamado a escribir este libro; luego, Tony me hizo cientos de preguntas que ayudaron a identificar con precisión los desafíos que enfrentan los médicos, los dolores que requieren atención urgente y las soluciones necesarias para que podamos no solo proteger nuestra profesión, sino también prosperar en un mundo cada vez más tecnológico.

Contar con la experiencia de Tony J. Selimi fue fundamental para dar forma a esta visión. Con más de dos décadas liderando programas de transformación tecnológica multimillonarios, autor de libros aclamados por la crítica y bestseller, y mentor de miles de personas y organizaciones en todo el mundo, su orientación fue clave. Su profundo conocimiento del comportamiento humano, la inteligencia emocional, el desarrollo del liderazgo, la escritura con propósito, la inteligencia artificial y el crecimiento empresarial sirvió como base sólida sobre la que construimos esta guía.

Su labor ayudando a organizaciones a mejorar su rendimiento, optimizar procesos y capacitar líderes para impulsar cambios con excelencia, aportó ideas valiosas que enriquecieron cada capítulo de este libro. La combinación única que ofrece Tony —una metodología de coaching basada en la neurociencia, experiencia en conducta humana y una visión holística— me permitió canalizar mi experiencia y visión profesional en una estrategia clara y poderosa. Esta obra busca ofrecer soluciones reales a los médicos y a todos aquellos que forman parte del ecosistema de la salud, en especial a quienes lideran, gestionan o influyen en la evolución de los sistemas y organizaciones sanitarias.

Sin embargo, no se trataba solo de identificar los desafíos; se trataba de definir un movimiento. Juntos, trabajamos en promedio entre diez y doce horas al día para trazar la estructura de este libro, una guía pensada para médicos, líderes del sistema de salud y tomadores de decisiones que deseen construir un futuro sostenible y próspero para la medicina.

El retiro avanzado *Vital Planning* en Mallorca me dio la claridad que necesitaba, pero el verdadero trabajo comenzó más adelante, durante un viaje a Creta. Fue allí donde me dediqué a volcar mis ideas al papel, a transformar conceptos en palabras y a llenar la estructura de capítulos que había delineado en Mallorca con la ayuda de Tony. Quería hablar con franqueza sobre los desafíos y las oportunidades que enfrentan hoy los médicos, y también sobre lo que vendrá mañana, en un futuro donde la IA y la robótica convivirán con nosotros, los médicos humanos. Cada día escribía con un objetivo claro: crear un libro útil, profundo y práctico para médicos de todo el mundo; una hoja de ruta que pudiera guiar a cada profesional de la salud y líder de pensamiento médico en esta etapa de transformación acelerada.

El proceso de escribir este libro estuvo lejos de ser lineal. Tras los primeros borradores, asistí a otro entrenamiento y proceso de coaching *Climb Greater Heights*, esta vez en la hermosa isla de Corfú, para perfeccionar, enriquecer y cerrar el contenido. Esa experiencia fue mucho más que una etapa de escritura; fue una travesía de crecimiento personal, donde puse en práctica todas las habilidades que necesitaré como autor y referente médico, una etapa llena de incomodidades, alegrías, revelaciones y momentos de claridad profunda.

Trabajar con Tony es una experiencia única. Tiene una habilidad excepcional para hacerte miles de preguntas que te ayudan a aclarar ideas complejas, cuestionar supuestos y empujarte a alcanzar tu máximo potencial.

Una vez más, trabajamos durante ocho días seguidos entre diez y doce horas diarias, asegurándonos de que lo que había escrito en cada capítulo fuera claro, directo y relevante para ti, el lector ideal: el médico. Queríamos que cada página estuviera llena de valor, ideas útiles y estrategias prácticas. El resultado es un libro que mantiene intacto el propósito con el que lo concebimos desde el inicio, y que ofrece una mirada médica auténtica sobre el futuro de la medicina.

¿Por qué sentí la necesidad de escribir *El futuro del médico*?

He estado en la primera línea de la medicina, viviendo tanto los momentos más inspiradores como los más dolorosos de nuestra profesión. Conozco la alegría de salvar una vida y también la impotencia de ver cómo los sistemas fallan, tanto a los médicos como a los pacientes. Más aún, he sido testigo de la creciente amenaza—y de las oportunidades emergentes—que la inteligencia artificial y la robótica representan para nuestro rol como médicos. La esencia misma de lo que significa ser médico está en juego. A medida que los avances tecnológicos y las presiones burocráticas nos empujan hacia los márgenes del sistema, la voz del clínico —que debería ocupar el centro de la atención sanitaria— está siendo silenciada cada vez más. Escribí este libro para cambiar eso, para asegurar que los médicos del mundo no sean solo testigos del futuro de la medicina, sino líderes y arquitectos de ese futuro.

Este libro no trata solo de adaptarse al cambio, sino de liderarlo. Las estrategias, principios y reflexiones contenidas en el *Modelo de Convergencia Sanitaria*™ que descubrirás a lo largo de estas páginas están pensadas para poner al médico en el centro de la transformación sanitaria. Este modelo plantea que el progreso real solo puede darse cuando se armoniza *La voz del médico* con la de los responsables de políticas públicas, los desarrolladores de IA y robótica, y los líderes de salud. Se trata de construir un futuro donde la tecnología potencie nuestra labor, en lugar de desplazarla —un futuro donde cada paciente, sin importar su situación, nacionalidad, credo, color o estatus social, reciba una atención médica de excelencia.

Los dolores y desafíos que aquí se abordan no son ideas abstractas; son obstáculos reales que enfrentas a diario como médico. La presión por ser eficiente sin sacrificar la calidad del cuidado, el distanciamiento creciente con los pacientes por causa de la sobrecarga administrativa, y la ansiedad frente a la integración de nuevas tecnologías, son apenas algunas de las problemáticas que este libro enfrenta de manera directa. Pero no solo se trata de señalar lo que está mal: aquí encontrarás soluciones prácticas, respaldadas por más de dos décadas de experiencia en el terreno.

Uno de los temas más urgentes que abordo es la erosión de la confianza en la relación médico-paciente. A medida que los sistemas de inteligencia artificial asumen funciones diagnósticas y terapéuticas, muchos pacientes podrían empezar a preguntarse en quién confiar. Este libro propone estrategias concretas para preservar y fortalecer esa confianza, ubicando al médico al frente del proceso de integración tecnológica. Porque al conectar adecuadamente la tecnología con el cuidado humano, podemos asegurarnos de que la IA sea una extensión de nuestra experiencia, y no un reemplazo de nuestra vocación.

Otro tema crítico que abordo en este libro es el desafío del desarrollo profesional en una era donde el conocimiento se expande a una velocidad vertiginosa. El modelo tradicional de formación médica ya no es suficiente para estar al día con el ritmo del cambio. En estas páginas se explora cómo debe evolucionar la educación médica, ofreciendo una mirada a modelos de aprendizaje continuo que se alineen con las exigencias de la medicina moderna. Aquí descubrirás cómo blindar tu carrera de cara al futuro, manteniéndote a la vanguardia de las tendencias tecnológicas sin perder las habilidades humanas que son el corazón de nuestra profesión.

El futuro del médico también aborda un tema que muchas veces se pasa por alto: la salud mental y el bienestar de los propios médicos. La epidemia de agotamiento y el malestar creciente del que hablé en mi libro *La voz del médico* son reales, y se ven intensificados por un sistema de salud que suele priorizar la eficiencia por encima de la empatía. Este libro muestra cómo, al aprovechar la inteligencia artificial para automatizar tareas repetitivas y optimizar los flujos de trabajo, puedes recuperar tiempo para lo que realmente importa: conectar de forma significativa con tus pacientes y encontrar sentido y satisfacción en tu labor.

Este libro es único por su enfoque integral. No se trata solo de adaptarse al cambio, sino de liderarlo. El *Modelo de Convergencia Sanitaria*™ está diseñado como un conjunto de principios flexibles que pueden servir de guía para alinear la tecnología con los valores humanos. Es un marco que parte de una premisa clara: el futuro de la medicina no se trata únicamente de máquinas o algoritmos, sino de personas. Se trata de usar estas herramientas para construir un sistema de salud más compasivo, eficaz y sostenible.

A través de las estrategias que se presentan en este libro, aprenderás a impulsar políticas que prioricen el cuidado del paciente, los principios éticos y la preservación del rol del médico como guía confiable en el recorrido de salud de cada persona. Verás cómo la colaboración entre médicos, desarrolladores de inteligencia artificial, organizaciones sanitarias y responsables de políticas públicas puede dar lugar a una visión unificada del futuro de la medicina—una visión que beneficie a todos los involucrados.

Escribí este libro porque el momento de actuar es ahora.

El futuro de la medicina se está escribiendo hoy, y tu voz como médico es esencial en esa historia. *El futuro del médico* no es solo un libro; es un movimiento hacia un sistema de salud donde los médicos, las instituciones sanitarias y los organismos reguladores lideren con claridad, confianza y propósito. Al adoptar los principios del *Modelo de Convergencia Sanitaria*™ no solo estarás protegiendo tu profesión, estarás contribuyendo activamente a dar forma al futuro mismo de la medicina.

Al avanzar hacia el primer capítulo, *El amanecer de una nueva era en la salud*, hazlo sabiendo que la inteligencia artificial y los robots ya están entre nosotros, y reflexiona sobre cómo prepararte mejor para enfrentar el cambio inevitable. Recuerda que el camino que recorrerás en cada capítulo de *El futuro del médico* es una experiencia de crecimiento, liderazgo y compromiso profundo con el arte y la ciencia de la medicina.

Seamos nosotros, los médicos, quienes tomemos la iniciativa de recetar el futuro de la salud, uno donde la armonía y la innovación se integren sin fricciones con el poder de la IA y la robótica. Que nuestras voces, unidas, moldeen un futuro en el que la tecnología potencie, y no reemplace, el corazón humano de la medicina.

Juntos, podemos construir un sistema de salud que permanezca fiel a los valores que más apreciamos, fortaleciendo nuestra profesión y sirviendo mejor a nuestros pacientes, para asegurar un mundo más sano, justo y luminoso para todos.

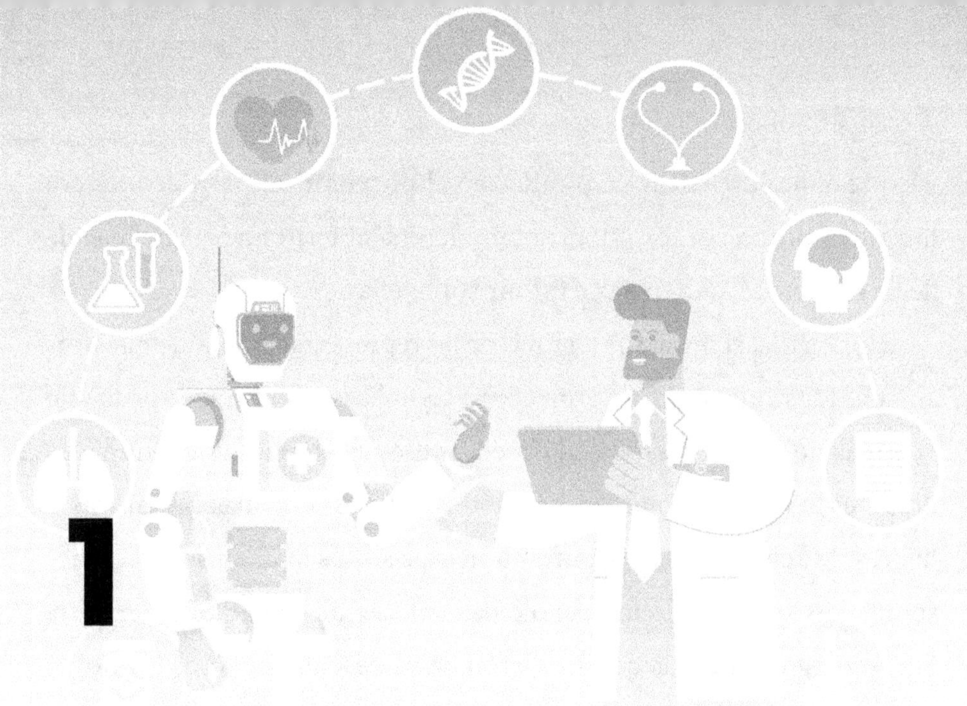

1

EL AMANECER DE UNA NUEVA ERA EN LA SALUD

Es el cambio, el cambio constante, el cambio inevitable, el factor dominante en la sociedad actual. Ninguna decisión sensata puede tomarse ya sin considerar no solo el mundo tal como es, sino también el mundo
tal como será.

—Isaac Asimov, *en el prólogo de la Encyclopedia of Science Fiction*

Imaginar el futuro parece ser una cualidad profundamente humana, algo que nos acompaña desde siempre y que nos distingue del resto de los seres vivos. Con el avance acelerado de la tecnología, nuestras sociedades han sido transformadas de manera radical. Desde la revolución industrial hasta hoy, uno de los cambios más notables ha sido la frecuencia con la que intentamos anticipar cómo será el mañana. Esto se refleja en la creciente cantidad de predicciones, narrativas creativas y expresiones artísticas inspiradas en el porvenir. El paso de una era industrial a una era tecnológica también ha abierto nuevas formas de llegar a grandes audiencias e influir sobre ellas.

Hoy en día, si miramos algunas de las representaciones que nuestros antepasados imaginaron sobre cómo sería la vida futura, es probable que más de uno sonría. Basta observar esas ilustraciones de ciudades flotantes llenas de dirigibles o personas volando con alas mecánicas o hélices. Muchas de esas visiones futuristas se basaban en suposiciones sobre el uso extendido de tecnologías emergentes en aquel momento. Sin embargo, a medida que surgieron otros descubrimientos e innovaciones, muchos de esos escenarios pasaron de ser futuristas a parecer obsoletos o incluso imposibles.

Si, como yo, naciste en la década de 1970, probablemente hayas tenido que reajustar tus expectativas sobre el futuro más de una vez. Crecimos en una época donde la ciencia ficción impregnaba la literatura, el cine, las series, los cómics y hasta los dibujos animados, por lo que era inevitable absorber ciertas ideas sobre cómo sería el mañana. Y cabe preguntarse: ¿realmente sucedió como lo imaginábamos? Curiosamente, puede que hayas llegado a la conclusión de que muchas tecnologías que pensábamos ver solo en un futuro lejano ya están aquí, mientras que otras, que se suponía estarían disponibles hace años, nunca llegaron (y tal vez nunca lo hagan). Además, hay tecnologías que ni siquiera imaginabas y que hoy forman parte de tu vida cotidiana.

Más allá de comprobar por experiencia que la ciencia ficción no siempre es la mejor herramienta para predecir el futuro, también podemos observar que, incluso en el corto lapso de una vida humana, el ritmo de la evolución tecnológica se ha acelerado de forma exponencial.

La historia y la antropología confirman esta percepción, y muchas proyecciones sugieren que este crecimiento continuará.[1]

LA EVOLUCIÓN Y LOS DESAFÍOS CAMBIANTES DE LA PROFESIÓN MÉDICA

La medicina es una de las áreas donde los avances científicos y tecnológicos han tenido un impacto verdaderamente revolucionario. Gracias a ellos, tanto la medicina como la cirugía evolucionaron de prácticas y creencias transmitidas entre generaciones hacia métodos modernos basados en investigación científica y en el uso de tecnología avanzada para diagnosticar y tratar enfermedades.

La expansión exponencial del conocimiento científico y los avances tecnológicos transformaron no solo la forma en que se brinda atención médica, sino también la propia profesión médica, haciéndola cada vez más eficaz. Con el tiempo, llegó a haber tanto que saber sobre el cuerpo humano y tantas formas nuevas de tratar enfermedades, que se volvió evidente que ningún profesional —el médico general— podía abarcarlo todo. De igual modo, la cantidad de técnicas y herramientas quirúrgicas creció tanto que ningún cirujano podía dominarlas todas, lo que hizo necesario especializarse. Así fue como la profesión médica terminó dividiendo y subdividiendo su práctica, sobre todo siguiendo una lógica anatómica, es decir, por sistemas del cuerpo.

Sin embargo, a pesar de esta estrategia de subdivisión para manejar el crecimiento del conocimiento médico, hoy en día es evidente que ningún especialista puede mantenerse al día con la cantidad creciente de publicaciones médicas. Además, la superespecialización trae consigo un nuevo reto: cómo atender a pacientes que presentan múltiples enfermedades que afectan distintos sistemas del cuerpo, y cómo tomar

1 Se suelen mencionar con frecuencia la Ley de Moore, formulada por Gordon Moore; la Ley de los Retornos Acelerados, propuesta por Ray Kurzweil; y el libro *Critical Path*, escrito por Richard Buckminster Fuller.

decisiones de tratamiento que, inevitablemente, impactan varias áreas a la vez (y con efectos secundarios que también cruzan sistemas).

Para enfrentar este reto, la medicina contemporánea recurre a una dinámica compleja entre médicos generalistas y especialistas, a través de consultas compartidas y reuniones multidisciplinarias. Pero en un sistema con recursos humanos limitados, esa coordinación muchas veces tiene un costo: decisiones demoradas que afectan la oportunidad de atención.

Otra solución que ha adoptado la profesión médica es el uso de bases de datos y guías clínicas que contienen información ya "digerida" a partir de la literatura científica, presentada de forma que facilite su aplicación práctica. Sin embargo, este enfoque también tiene limitaciones. Por ejemplo, estas bases y guías requieren actualizaciones constantes, tarea que hoy recae en expertos que analizan y resumen nuevas publicaciones. Este proceso, junto con la necesidad de lograr consensos, genera inevitablemente demoras en la incorporación del conocimiento más reciente a la práctica médica. Además, estas herramientas rara vez abordan los escenarios complejos de la vida real y pueden verse afectadas por distintos tipos de sesgos.

Por otro lado, áreas como la genética, la epigenética o el estudio del microbioma—por nombrar solo algunas—han generado una cantidad de conocimiento tan vasta que ningún médico puede absorberla ni aplicarla por completo sin el apoyo de la tecnología. Este exceso de información también ha abierto paso a una medicina más personalizada, con intervenciones ajustadas a las características individuales de cada paciente, lo que promete mejores resultados y menos efectos secundarios.

El avance acelerado de la tecnología médica ha transformado profundamente nuestra vida profesional, mejorando nuestras capacidades diagnósticas y terapéuticas. Nos hemos adaptado a nuevos equipos, aprendido a usarlos e interpretado sus resultados.

Especialidades como la patología, la radiología, la cirugía y aquellas con un fuerte componente técnico han sido particularmente impactadas. En tiempos recientes, herramientas como la realidad aumentada y la robótica han llegado a los quirófanos, ampliando las posibilidades de los cirujanos y permitiendo una mayor precisión en los procedimientos.

Sin embargo, si lo comparamos, nuestra rutina diaria como médicos no ha cambiado tanto en los últimos treinta años—más allá del paso del papel y las placas físicas a los registros e imágenes digitales. Pero con la inteligencia artificial, todo eso está a punto de cambiar de forma radical para todos.

LA INTELIGENCIA ARTIFICIAL YA ESTÁ AQUÍ

La limitación biológica de la mente humana para acceder, retener y procesar grandes volúmenes de información nos enfrenta a una posible solución. Te invito a seguir leyendo este capítulo para familiarizarte con ella.

Hasta hace poco, hablar de inteligencia artificial era terreno exclusivo de quienes trabajaban en el tema, se sentían atraídos por él o lo estudiaban con fascinación. Para la mayoría de nosotros, los médicos, la percepción común era que la IA era algo que, con suerte, veríamos hecho realidad en un futuro lejano. Además, nuestra experiencia diaria con la tecnología solía ser más bien frustrante, especialmente al tratar con máquinas que distaban mucho de parecer "inteligentes".

Sin embargo, de manera silenciosa pero veloz, la IA se ha ido instalando en nuestra vida cotidiana. Al principio, era solo un juego para curiosos o entusiastas de la tecnología. Pero rápidamente salió de ese nicho para convertirse en una herramienta accesible a todos. Hoy ya sorprende con lo que es capaz de hacer: entiende y usa el lenguaje, genera imágenes, videos y textos, imita voces. Y cada vez más aplicaciones, programas y dispositivos están incorporándola a gran velocidad.

Cada vez más computadoras y aparatos traen la IA integrada, y comienza a aparecer en productos donde antes ni siquiera pensábamos que podía estar. Si observamos la historia, solemos adoptar rápidamente todo aquello que promete aliviarnos dolores o incomodidades. Y la IA está cumpliendo esa promesa... a una velocidad sin precedentes.

Por ejemplo, ¿comprarías una tostadora convencional que a veces quema el pan, o preferirías la versión con IA que aprende cómo te gusta el pan, se adapta a cada tipo y siempre lo deja perfecto? ¿Elegirías una lámpara común para tu mesa de noche o aquella que detecta si te quedaste dormido y se apaga sola, y que además programa tu alarma según tu agenda?

La IA es como una gota de tinta en un vaso con agua. Una vez que entra, se dispersa sin esfuerzo, alcanzando cada rincón y transformando la sustancia por completo, de manera sutil pero profunda. Así como esa tinta cambia el color del agua, la inteligencia artificial irá impregnando cada aspecto de nuestra vida, mezclándose con nuestras rutinas, decisiones y entornos hasta volverse inseparable de nuestro mundo.

Poco a poco, estará en *todas partes.*

LA ADOPCIÓN DE LA IA EN EL SISTEMA DE SALUD

La adopción de ciertas tecnologías de consumo dentro del ámbito de la salud ha sido, en muchos casos, frustrantemente lenta (como el uso de software y hardware obsoletos). Sin embargo, cuando el dolor o la carga —ya sea del paciente, de la organización o del propio médico— se vuelve insostenible, las soluciones tecnológicas suelen abrirse paso con rapidez. Cuanto más evidente se vuelve que la inteligencia artificial puede aliviar ese malestar, más veloz será su integración.

Lo sepas o no, la IA ya se está utilizando en el entorno sanitario. Puede que esté en marcha en algunos departamentos de tu institución, ya sea como parte de un proyecto de desarrollo interno o como una herramienta adquirida externamente. También es posible que algunos colegas ya la estén utilizando discretamente para optimizar ciertos aspectos de su trabajo. El número de herramientas con IA disponibles para instituciones de salud —y para ti, como profesional clínico— no para de crecer. Veamos algunos ejemplos concretos.

Informes de imágenes médicas

Algunas aplicaciones de IA han ganado notoriedad en los medios, como los modelos de aprendizaje profundo capaces de analizar imágenes médicas (radiografías, tomografías, resonancias, fotografías de retina o de piel) y detectar anomalías como cánceres, fracturas, entre otras. En muchos casos, la IA puede encargarse de buena parte del trabajo inicial, como analizar grandes volúmenes de estudios y separar automáticamente los que presentan hallazgos relevantes de aquellos que están dentro de parámetros normales (por ejemplo, revisar todas las radiografías simples realizadas en un servicio de emergencias en un día).

Análisis predictivo

Los algoritmos de IA también ayudan a reducir la variabilidad entre distintos profesionales al identificar ciertas anomalías. La precisión en el diagnóstico mejora con la experiencia y el conocimiento. La IA, al nutrirse constantemente de enormes volúmenes de imágenes y al contar con datos posteriores como resultados de biopsias o diagnósticos confirmados, continúa aprendiendo. Eventualmente, alcanzará—o incluso superará—el rendimiento de los médicos más experimentados.

Reconocimiento de voz, procesamiento del lenguaje natural y automatización de tareas administrativas

En los últimos años, han surgido múltiples aplicaciones en el mercado con nombres que incluyen la palabra *ambient* (como inteligencia *clínica ambiental* o *inteligencia ambiental* para la salud). Estas herramientas representan la nueva generación de asistentes como Amazon Alexa o Google Assistant, pero pensadas para el ámbito sanitario. Son capaces de escuchar el diálogo entre el médico y el paciente, analizar el lenguaje y generar registros clínicos y cartas médicas precisas, liberando al profesional de la carga de redactar documentación clínica.

Entre otras funciones, estas tecnologías pueden integrarse con los sistemas de historia clínica electrónica y realizar tareas administrativas, como pedir estudios, programar citas, y mucho más. Imagina una interfaz de voz bidireccional que te permita interactuar directamente con el sistema de registros médicos. ¿No sería extraordinario?

Considerando el tiempo que los médicos —especialmente los residentes o médicos en formación— dedican cada día a este tipo de tareas, y cómo las limitaciones de tiempo afectan la calidad de la documentación, la implementación creciente de estas tecnologías será verdaderamente revolucionaria. No solo mejorarán la precisión de los registros clínicos, sino que también liberarán tiempo valioso para tareas de mayor prioridad.

Monitoreo remoto, telemedicina y asistentes virtuales de salud

Diversos sensores (incluidos los de dispositivos portátiles o *wearables*) que registran variables relacionadas con el estilo de vida, signos vitales y otros parámetros fisiológicos, se están combinando con inteligencia artificial para apoyar a los equipos médicos en el seguimiento de ciertas condiciones de salud. Estos sistemas ofrecen a los pacientes recomendaciones personalizadas para el autocuidado, ya sea de manera independiente o como parte de un programa de telemedicina.

Los asistentes virtuales, por su parte, recordarán a los pacientes cuándo tomar sus medicamentos, ayudarán a agendar citas, responderán dudas sobre sus enfermedades, y los orientarán para encontrar ayuda en el momento y lugar adecuados, entre otras funciones.

Sistemas de apoyo a decisiones clínicas y medicina personalizada o de precisión

Cuando se combinan con inteligencia artificial, los sistemas de apoyo a decisiones clínicas permiten a los médicos acceder a recomendaciones basadas en evidencia para facilitar la toma de decisiones. Estos sistemas serán capaces de sugerir de forma proactiva estudios, diagnósticos y planes de tratamiento.

Una versión más avanzada irá mucho más allá del uso de datos clínicos tradicionales, historias clínicas o resultados comunes de laboratorio. Incluirá también información genética del paciente (como farmacogenética, farmacogenómica, polimorfismos genéticos o SNPs), así como datos relacionados con el estilo de vida y la fisiología (por ejemplo, metabolómica, microbioma, etc.), para ofrecer planes terapéuticos más eficaces y con menor riesgo de efectos adversos. Apostar por este tipo de integración garantiza un futuro prometedor para la medicina.

NO TODOS LOS PRODUCTOS IMPLICAN LOS MISMOS RIESGOS

Ante la gran variedad de soluciones con IA disponibles, conviene profundizar y analizar las diferencias clave, especialmente en lo que respecta al nivel de riesgo que implican. Las grandes empresas que han invertido una o más décadas en el desarrollo de aplicaciones comerciales de IA para la salud suelen anticiparse a las preocupaciones más evidentes, como garantizar el cumplimiento—o incluso superar—los estándares actuales de protección de datos y privacidad antes de lanzar sus productos al mercado.

En el otro extremo, la aparición de múltiples plataformas y proyectos de IA de código abierto ha generado una explosión de productos impulsados por IA, tanto gratuitos como comerciales, incluyendo sitios web, extensiones, programas y aplicaciones. Debido a su facilidad de acceso y amplia disponibilidad, no es extraño que muchos médicos estén comenzando a utilizar algunas de estas herramientas para automatizar tareas específicas.

Sin embargo, es importante actuar con precaución. Algunos de estos productos pueden eludir las herramientas de seguridad que las organizaciones utilizan para restringir el acceso a sitios maliciosos o bloquear la instalación de software no autorizado en dispositivos corporativos. Utilizar estas herramientas en dispositivos personales conectados a la red de la institución, que a su vez manejan programas internos, también plantea dudas legítimas sobre la seguridad de los datos.

En universidades e instituciones médicas, investigadores, desarrolladores, científicos de datos y médicos dedicados a proyectos con IA también pueden trabajar con plataformas de código abierto. En estos casos, la participación de expertos en tecnologías de la información permite aplicar estrategias proactivas para reducir los riesgos, como restringir el ingreso de datos sensibles en los modelos.

Pero ¿qué sucede cuando estas soluciones salen del entorno de desarrollo y se aplican a pacientes reales en condiciones reales? En estos casos, el nivel de riesgo puede situarse en un punto medio entre los dos extremos mencionados.

Algunos riesgos potenciales del uso de IA de código abierto en entornos clínicos incluyen: filtraciones de datos, uso no autorizado, falta de aprobación regulatoria, sesgos aprendidos por el sistema, ausencia de actualizaciones constantes, falta de soporte técnico, entre otros. En capítulos posteriores profundizaremos más sobre estos riesgos.

Por ahora, es momento de mirar hacia otro protagonista emergente en este escenario… y no, no me refiero a tu futbolista favorito. Hablo de un jugador con extremidades metálicas y un corazón que zumba: el robot.

LOS ROBOTS YA ESTÁN ENTRE NOSOTROS

En los últimos años, los robots se han vuelto cada vez más visibles en nuestra vida diaria. Videos de robots —ya sean industriales o quirúrgicos tradicionales, o bien modelos más recientes de aspecto animal o humanoide— circulan por todos lados y captan cada vez más nuestra atención, especialmente los de este último tipo.

¿Quién hubiera imaginado una evolución tan rápida, desde máquinas con forma de electrodoméstico hasta robots humanoides capaces de moverse, hablar e incluso simular expresiones faciales humanas? La inteligencia artificial ha sido clave para que las nuevas generaciones de robots aprendan a caminar, saltar, girar y más. Al principio, eran tan torpes como un niño pequeño, pero hoy ya superan en destreza a muchos atletas acrobáticos.

Más allá del campo de la robótica, la IA sigue integrándose en todo tipo de dispositivos. Por otro lado, la robótica moderna no puede alcanzar todo su potencial sin algún tipo de inteligencia artificial. Por eso, al hablar del futuro de la medicina, tiene poco sentido considerar a la IA y a la robótica por separado: su integración es inseparable.

Los robots "tradicionales" ya se utilizaban desde mucho antes de que la IA se volviera accesible, y se implementaban en sectores como la manufactura, empaquetado, logística, almacenamiento, seguridad, exploración espacial y oceánica, agricultura, entregas y limpieza. En los hospitales, se usan actualmente en farmacias, para transporte interno, limpieza, administración de radioterapia dirigida, toma de biopsias y cirugía mínimamente invasiva.

La nueva generación de robots tiene el potencial de apoyar aún más al sector salud. Entre ellos se encuentran los robots quirúrgicos con

IA, robots de asistencia para personas con discapacidades o movilidad reducida, robots de rehabilitación, asistentes personales y robots para extracción de sangre.

También hay otros tipos menos conocidos de robots que, al no ocupar tanto espacio en los medios, pueden pasar desapercibidos. Robots inflables, robots blandos y robots neumáticos están siendo diseñados para interactuar de forma segura con tejidos biológicos delicados. Existen robots miniaturizados (nanobots, de tamaños incluso moleculares), robots líquidos (como los que se controlan magnéticamente o los de metal líquido), e incluso robots construidos total o parcialmente con materiales orgánicos o células animales (bio-robots).

¿ESTAMOS PREPARADOS PARA CONVIVIR CON LA IA Y LA ROBÓTICA?

Dado que tanto la inteligencia artificial como la robótica ya se están utilizando en el ámbito médico—y su uso continuará creciendo de forma inevitable—evitar invertir en estas tecnologías no es una opción. Prepararse para una implementación exitosa y una transición fluida, cuanto antes, es una decisión sabia.

Una de las preguntas más urgentes que los profesionales de la salud debemos responder es: *¿Qué tan preparados estamos realmente?*

Conciencia, conocimiento y percepción

Una encuesta realizada por el Pew Research Center en agosto de 2023 sobre la actitud hacia la inteligencia artificial reveló que en Estados Unidos la preocupación por la IA va en aumento. El 52 % de los encuestados afirmó estar "más preocupado que entusiasmado con la IA", en comparación con el 37 % en 2021 y el 38 % en 2022. Además, el 60 % de los estadounidenses dijo que se sentiría incómodo si sus proveedores de salud dependieran de la IA para brindarles atención médica (Faverio, Tyson, 2023).

En contraste, una encuesta realizada en paralelo por la Asociación Médica Estadounidense (AMA, en sus siglas en inglés) entre médicos reveló una visión más optimista: solo el 29 % dijo estar "más preocupado que entusiasmado", mientras que el 65 % consideró que hay cierta o clara ventaja en el uso de herramientas con IA. Según los encuestados, la IA sería más útil en el diagnóstico (72 %), en mejorar la eficiencia general (69 %) y en reducir la carga administrativa (56 %). Las preocupaciones más comunes giraron en torno al impacto en la privacidad del paciente (41 %) y en la relación médico-paciente (39 %). También expresaron inquietudes sobre posibles sesgos, nuevas responsabilidades legales y el riesgo de recibir recomendaciones erróneas por parte de sistemas con IA (AMA, 2023).

Algunas de estas ansiedades tienden a disminuir con una mayor exposición a la tecnología. Por ejemplo, en una encuesta realizada por Tebra en 2023 entre profesionales de la salud, el 45.6 % de los encuestados indicó que su percepción mejoró tras revisar consejos médicos generados por IA (Noyes, 2023).

Otra percepción comúnmente reportada en diversas encuestas es la sensación de no estar preparados, debido a la falta de formación específica en IA —una inquietud que, no obstante, suele ir acompañada de un claro interés en aprender más sobre el tema.

En resumen, la combinación de falta de información, conocimiento limitado y poca preparación genera una ansiedad considerable, tanto entre el público general como entre profesionales del sector salud y médicos clínicos.

El impacto de la inteligencia artificial en la fuerza laboral del sector salud

Otra fuente importante de ansiedad es la escasa información disponible sobre el impacto real que tendrá la inteligencia artificial en los equipos humanos del sistema de salud, así como el desconocimiento general de los datos ya existentes.

La preocupación por el impacto de la IA en el empleo no es exclusiva del ámbito sanitario. En una encuesta del Pew Research Center realizada en 2022, el 62 % de los encuestados consideró que la inteligencia artificial tendría un impacto significativo en los trabajadores en general durante los próximos veinte años. Ese porcentaje fue aún mayor en ejemplos específicos: el 83 % creía que los autos autónomos provocarían la pérdida de empleos en el sector de transporte y entregas. Sin embargo, solo el 28 % pensó que este impacto afectaría su propio trabajo directamente (Faverio, Tyson, 2023).

Por otro lado, en una encuesta en línea realizada entre médicos y estudiantes de medicina en Corea del Sur, el 35.4 % afirmó estar de acuerdo con la idea de que la IA podría reemplazarlos en sus funciones (Oh, Kim, Choi, et al., 2019). Estos números varían considerablemente según la especialidad y el contexto de cada estudio. Por ejemplo, solo el 3.8 % de los psiquiatras encuestados creía que su labor podría volverse obsoleta por la IA (Doraiswamy, Blease y Bodner, 2020), frente al 11 % de radiólogos en una encuesta (Coppola, Faggioni, Regge, et al., 2021), el 30 % en otra (Qurashi, Alanazi, Alhazmi, et al., 2021), y el 17.6 % de patólogos (Sarwar, Dent, Faust, et al., 2019).

Una evaluación más general sobre el impacto de la IA en la fuerza laboral sanitaria fue publicada en 2020 por EIT Health y el McKinsey Global Institute. El informe se basó en estudios entre 2017 y 2019, entrevistas y encuestas, y estimó que hasta un 35 % del tiempo que se dedica a tareas en salud podría llegar a ser automatizable. No obstante, al considerar la probabilidad real de adopción, esa cifra bajaba al 15 % en un escenario intermedio (Spatharou, Hieronimus y Jenkins, 2019).

Cabe señalar que ese informe se centraba principalmente en identificar tareas susceptibles de automatización con base en la tecnología disponible en ese momento. Sin embargo, dado el ritmo acelerado al que están avanzando la IA y la robótica, es probable que esas cifras estén subestimadas y que no reflejen plenamente la transformación radical que se avecina en los roles y funciones dentro del sistema de salud.

Evaluación de riesgos, planificación estratégica, ética y marcos de gobernanza

En un escenario donde la IA evoluciona a una velocidad sin precedentes, muchos profesionales de la salud se ven empujados a un mundo donde la tecnología avanza más rápido que los marcos regulatorios diseñados para controlarla. En distintas partes del mundo, los países están comenzando a desarrollar sus propias normativas sobre IA, cada uno con un enfoque particular sobre cómo integrarla en diferentes sectores, incluida la salud. Para los médicos a quienes va dirigido este libro, comprender e integrar estas directrices ya no es opcional: es una necesidad urgente.

Como médico profundamente involucrado en la intersección entre la IA y la medicina, debo expresar una preocupación creciente. Aunque a primera vista estos marcos regulatorios parezcan sólidos, en realidad presentan vacíos significativos que representan riesgos sustanciales para el futuro de nuestra profesión.

El potencial tanto de innovación como de riesgo en la integración de la IA aumentará de forma exponencial a medida que esta tecnología se incorpore con más fuerza al sistema de salud. Por eso, este libro te proporcionará un marco integral: el *Modelo de Convergencia Sanitaria*™ (MCS). Esta herramienta te servirá como hoja de ruta para navegar estas complejidades, asegurando que la integración de la IA en la práctica médica se realice de forma ética, responsable y, por encima de todo, segura para el paciente y respetuosa de su confianza. La emoción y el desafío de este nuevo panorama de la salud son evidentes, y este libro te ayudará a enfrentarlos con seguridad.

El conocimiento que comparto aquí y en *La voz del médico*, que he acumulado a lo largo de más de dos décadas, no solo será parte esencial del MCS propuesto y del análisis de la IA en el ámbito médico: también dotará a los futuros profesionales de salud de la comprensión necesaria para adoptar esta tecnología con una mentalidad crítica, proactiva y consciente. La importancia de este conocimiento —y del MCS en particular— no puede subestimarse. Estoy convencido de que aportará beneficios significativos a toda la industria de la salud.

Un mosaico de regulaciones: el panorama global

Al observar lo que ocurre en distintos países, resulta evidente que muchos han comenzado a crear marcos regulatorios para la inteligencia artificial. Sin embargo, el enfoque está lejos de ser uniforme. Por ejemplo, en Estados Unidos, el Instituto Nacional de Estándares y Tecnología (NIST, en sus siglas en inglés) ha desarrollado un marco de gestión de riesgos para la IA que ofrece guías voluntarias para organizaciones. En Europa, la Unión Europea ha aprobado la Ley de Inteligencia Artificial, que clasifica los sistemas según su nivel de riesgo e impone distintos grados de supervisión regulatoria. Por su parte, países como China y Japón también han presentado directrices sobre IA, cada una influenciada por sus contextos culturales, políticos y económicos particulares.

No obstante, el sector salud—uno de los ámbitos con mayor potencial de transformación gracias a la IA—suele quedar en los márgenes de estas discusiones regulatorias. Muchas de las normativas existentes están centradas en la fabricación y el desarrollo de tecnología, más que en su aplicación directa dentro de entornos clínicos. Esto genera una brecha preocupante entre lo que se discute en torno a la IA médica y lo que realmente estamos viviendo en la práctica como médicos.

La desconexión entre las regulaciones y la realidad

Uno de los problemas más evidentes es la distancia entre lo que se anuncia a nivel regulatorio y lo que realmente ocurre en la práctica. Los sistemas de salud y los gobiernos suelen anunciar con rapidez nuevos programas, comités de trabajo y entidades reguladoras centradas en la inteligencia artificial. Sin embargo, al mirar más de cerca, es evidente que gran parte de esa "novedad" no es más que una forma de maquillar regulaciones ya existentes con nombres nuevos. Por ejemplo, organismos como el Consejo Médico General (GMC, en sus siglas en inglés) y la Asociación Médica Británica (BMA, en sus siglas en inglés) en el Reino Unido publican documentos con posturas y opiniones sobre el uso de la IA. Pero en muchos casos, estos textos carecen del nivel de detalle, claridad y autoridad necesarios para enfrentar los desafíos reales que enfrentan los médicos al incorporar estas tecnologías en la atención al paciente.

Este reciclaje de regulaciones antiguas con etiquetas nuevas da una falsa impresión de avance. Pero basta con profundizar un poco para notar que los problemas de fondo —como garantizar que la IA sea segura y eficaz en la práctica clínica— siguen sin resolverse de manera adecuada. La legislación actual tiende a enfocarse más en los desarrolladores y fabricantes de estas herramientas, y deja de lado a quienes realmente las deben utilizar en su trabajo diario: los médicos. Si eres de los que disfruta analizar a fondo, puedes revisar más detalles en el apéndice de este libro.

La metáfora del queso suizo: huecos en el sistema

Para entender mejor la situación actual, pensemos en la metáfora del queso suizo. En este caso, cada rebanada de queso representa una capa de defensa o regulación, y los agujeros simbolizan las debilidades o vacíos que existen en esas barreras. En un sistema ideal, los huecos de una capa estarían cubiertos por las partes sólidas de otra, creando así una protección firme y multifacética. Sin embargo, en el caso de los marcos regulatorios de la inteligencia artificial en el ámbito de la salud, muchos de esos agujeros están alineándose, abriendo un camino por el que los riesgos pueden colarse con facilidad.

Estos vacíos incluyen la falta de una adecuada traducción de la investigación científica rigurosa que sustenta las aplicaciones de IA en salud hacia normativas claras; una orientación insuficiente sobre cómo implementar esta tecnología sin poner en riesgo los resultados clínicos; y una pobre coordinación entre los distintos entes reguladores y los sistemas de salud. Por ejemplo, mientras los sistemas basados en IA avanzan y se implementan con rapidez, muchas veces no existe un marco claro que permita evaluar su eficacia o seguridad en contextos clínicos reales.

Además, los organismos que supervisan el uso de la IA en salud muchas veces no cuentan ni con la experiencia técnica necesaria ni con los recursos o la autoridad para establecer estándares sólidos. Esto genera un escenario en el que tecnologías de IA se adoptan en entornos clínicos sin los controles adecuados, lo que puede poner en riesgo la seguridad de los pacientes y la credibilidad del ejercicio médico.

La urgencia de actuar

Como director clínico y consultor en salud, me preocupa profundamente lo que esta falta de regulación puede significar a largo plazo. La IA ya está presente y se está incorporando en muchas áreas del sistema de salud. Sin embargo, la ausencia de regulaciones completas, bien fundamentadas y verdaderamente aplicables hace que nosotros, los médicos, trabajemos en un terreno lleno de incertidumbres. El potencial de la inteligencia artificial es enorme, pero sin protecciones claras, podríamos poner en peligro la atención médica, deteriorar la confianza en nuestra profesión y quedar rezagados en la carrera global por aprovechar lo mejor de esta tecnología.

Por eso, con urgencia, hago un llamado a los sistemas de salud, organismos reguladores y a toda la comunidad médica para que tomen medidas inmediatas. No podemos permitirnos esperar a que la burocracia alcance el ritmo acelerado de la innovación tecnológica. Es momento de actuar con decisión, de participar activamente en la construcción del futuro de la IA en medicina, asegurando que las normativas que se desarrollen estén realmente conectadas con la realidad clínica y respondan a las necesidades del mundo médico actual.

El rol de las organizaciones médicas, reguladoras y representativas en salud

Diversas entidades dentro del sistema sanitario, especialmente aquellas con poder regulador, influencia y alcance —como el Departamento de Salud del gobierno británico, el Consejo Médico General, la Asociación Médica Británica y los Colegios Reales— desempeñan un papel clave en este proceso.

No basta con emitir comunicados u opiniones. Estas organizaciones deben involucrarse activamente en la creación de normativas sobre inteligencia artificial que respondan realmente a las necesidades y preocupaciones del cuerpo médico. El trabajo coordinado entre varias agencias puede ser una vía eficaz para abordar muchos de los aspectos éticos y regulatorios relacionados con la incorporación de la IA en la medicina, creando lineamientos claros para su aplicación en la práctica clínica. Es fundamental que la voz de los médicos sea escuchada y tenida en cuenta en este proceso regulatorio, siempre respaldada por investigaciones rigurosas y una supervisión continua de la seguridad y efectividad de estas tecnologías en salud.

Además, es urgente que estas instituciones inviertan en educación y formación para los profesionales de la salud. La IA es un campo complejo y en constante evolución, y muchos médicos pueden sentirse poco preparados para enfrentarlo. Brindar capacitación completa y recursos adecuados permitiría a los médicos comprender mejor estas herramientas y evaluarlas críticamente dentro de su práctica profesional.

El Modelo de Convergencia Sanitaria™: una visión al futuro

Ante estos desafíos, propongo la adopción del *Modelo de Convergencia Sanitaria*™ un modelo que se irá explicando en profundidad a lo largo de este libro. Esta iniciativa busca reunir en una misma red a médicos, desarrolladores de IA, organismos reguladores, instituciones educativas y organizaciones sanitarias, con el fin de cerrar las brechas existentes en la regulación y aplicación de la inteligencia artificial en salud. Esta plataforma serviría como espacio para compartir conocimientos, impulsar investigaciones y desarrollar mejores prácticas para integrar la IA de forma efectiva y segura.

Aplicar el *Modelo de Convergencia Sanitaria*™ en los sistemas de salud permitiría impulsar la creación y actualización de marcos regulatorios adaptados específicamente a las necesidades de la profesión médica. Esto incluye promover normativas que prioricen la seguridad del paciente, garanticen la transparencia y la rendición de cuentas en los sistemas de IA, y proporcionen a los médicos guías claras para incorporar estas tecnologías en su trabajo diario. Al fomentar la colaboración entre todos los actores del ecosistema de salud, este marco ayudaría a preparar a la profesión médica para el futuro, asegurando que siga siendo una de las más valoradas y aspiracionales para las próximas generaciones.

Protegiendo el futuro de la profesión médica

En resumen, la integración de la inteligencia artificial en la atención médica es un proceso inevitable que promete transformar radicalmente la forma en que diagnosticamos, tratamos y cuidamos a los pacientes. Sin embargo, el panorama regulatorio actual presenta vacíos e incoherencias que representan riesgos importantes tanto para los pacientes como para la profesión médica. Como médicos, es fundamental unir nuestras voces para estar más alertas y actuar con anticipación frente a estos desafíos, garantizando que la adopción de la IA se mantenga alineada con los más altos estándares de atención y ética profesional.

La metáfora del queso suizo nos recuerda con crudeza las debilidades que existen hoy en el sistema. No podemos darnos el lujo de ignorar estas brechas ni confiar únicamente en las promesas de regulaciones futuras. El momento de actuar es ahora. A través de iniciativas como Healthcare Convergence Network™, tenemos la oportunidad de proteger el futuro de la profesión médica y asegurar que siga siendo un ejemplo de excelencia, confianza e innovación en un mundo cada vez más influenciado por la inteligencia artificial.

Al hacerlo, no solo cuidamos nuestro ejercicio profesional, sino que también inspiramos a las nuevas generaciones de médicos a afrontar con entusiasmo los retos y oportunidades del mañana, sabiendo que están ingresando a un campo comprometido tanto con el progreso como con el bienestar profundo de los pacientes.

Marcos legales y de seguros

Con la incorporación de estos "nuevos actores" en el equipo de salud y la aparición de riesgos inéditos, es sensato preguntarse si las normas y regulaciones actuales —como el derecho civil, penal, internacional y las políticas de seguros médicos relacionadas con la responsabilidad, la negligencia médica, la privacidad, entre otros— son realmente suficientes o si deberían actualizarse.

Antes de la llegada de la inteligencia artificial, las reglas sobre la responsabilidad (es decir, quién se hace cargo cuando algo sale mal y quién compensa el daño) y la culpabilidad (cuando el daño se debe a una acción deliberada o negligente) estaban bastante claras. Si ocurría un problema con un equipo médico, se atribuía la responsabilidad al fabricante, diseñador, programador, etc.

Pero aquí va una pregunta que vale la pena hacernos: ¿Qué pasa cuando el error ocurre por el uso de IA en el entorno médico? ¿O el día en que una IA o un robot cometa un error por su cuenta?

La IA, al igual que nosotros, no es infalible. Algunos errores pueden parecer absurdos y fáciles de detectar con sentido común. Un ejemplo reciente que apareció en los medios fue el de la IA lanzada por Google, que recomendaba poner "pegamento no tóxico" en la pizza, fumar de dos a tres cigarrillos diarios durante el embarazo, o incluso comer una piedrita al día.

Pero ¿qué pasa con los errores menos evidentes? Aquellos relacionados con la interpretación de grandes volúmenes de datos, sugerencias de tratamiento, o recomendaciones médicas. ¿Seremos capaces de detectarlos? ¿O llegará un momento en el que bajemos la guardia?

La IA aprende de manera continua, por lo que se espera que mejore con el tiempo, al igual que los seres humanos durante su entrenamiento. En nuestro caso, hemos trazado una línea clara entre quienes están en formación y quienes ya tienen una formación completa, y eso implica asumir diferentes niveles de responsabilidad. ¿Cómo se traduce esto a la IA? ¿Los algoritmos médicos que usamos ya están "graduados" o siguen en fase de aprendizaje?

Además, habría que preguntarnos si estos sistemas han sido entrenados con fuentes confiables o si han absorbido los mismos sesgos que existen en expedientes clínicos deficientes, con diagnósticos erróneos, análisis malinterpretados y razonamientos poco claros. ¿Cómo podemos verificar eso?

Volviendo al tema de la responsabilidad, muchos fabricantes abordan este asunto de una manera que les resulta conveniente. En la práctica, terminan dejando toda la responsabilidad en manos del profesional de salud y de la institución que utiliza el sistema. Algunos incluso afirman que la IA debe tratarse "como cualquier otra herramienta médica". Pero, en mi opinión, esta tecnología no se parece en nada a las herramientas que hemos usado hasta ahora.

Muchos médicos podemos estar de acuerdo en asumir toda la responsabilidad si se tratara de algo evidente, como no recomendar cigarrillos a una mujer embarazada. Pero la realidad es que estamos comenzando a usar la IA en entornos clínicos para agilizar procesos, sin tener que revisar todo manualmente porque, de base, ya no confiamos del todo en la herramienta. Y eso es clave: estas herramientas vienen a complementar nuestra mente humana en tareas que a veces no podemos ejecutar por completo. Si estoy usando una IA para hacer algo que mi cerebro humano no puede procesar y el resultado que me da es incorrecto, ¿cómo se espera que yo cargue con las consecuencias?

Con la IA continuando su proceso de aprendizaje y evolución incluso después de haber sido vendida o implementada, surge una duda clave: ¿estarían dispuestos los fabricantes y los programadores originales a asumir la responsabilidad legal por sus acciones u omisiones... de por vida? ¿Y qué pasa con quienes se encargan del mantenimiento del sistema: también tendrían que responder legalmente? ¿Las compañías de seguros estarían dispuestas a cubrir todos los posibles daños derivados del uso de estas tecnologías? ¿Y en un juicio, a quién se podría juzgar?

Hoy en día, un tribunal determina la culpabilidad de una persona cuando se prueba que hubo intención (libre albedrío) o negligencia. Pero en el caso de la IA y los robots, que no son reconocidos como entidades legales ni poseen voluntad propia, ¿quién respondería legalmente por sus decisiones o por los actos realizados con base en sus recomendaciones? ¿Tendremos que otorgarles personalidad jurídica, contratarles un seguro, abrirles una cuenta bancaria y asignarles un abogado?

Lo único claro en este punto es que *hay una enorme zona gris, llena de preguntas difíciles. ¿Alguien las ha respondido?*

Algunos estados en Estados Unidos están considerando leyes que abordan ciertos aspectos de la responsabilidad legal de la IA. Sin embargo, no he encontrado ninguna iniciativa que aborde de manera explícita los escenarios particulares del ámbito médico que estamos discutiendo aquí.

Por otro lado, el *Parlamento Europeo, en su resolución del 16 de febrero de 2017* con recomendaciones a la Comisión sobre el Derecho Civil, reconoció que el marco legal actual resulta insuficiente para abordar los daños ocasionados por robots con capacidades de aprendizaje, autonomía y adaptación, debido a la imprevisibilidad inherente en su comportamiento. Además,

> plantea que en situaciones donde un robot pueda tomar decisiones autónomas, las normas tradicionales no permitirían asignar con claridad la responsabilidad legal para compensar daños causados.

Esa misma resolución sugirió la posibilidad de considerar un estatus jurídico específico para los robots inteligentes, incluso bajo la figura de "personas electrónicas" (Parlamento Europeo, 2017).

La resolución del Parlamento Europeo del 20 de octubre de 2020 incluyó recomendaciones dirigidas a la Comisión Europea para establecer un régimen de responsabilidad civil aplicable a la inteligencia artificial (Parlamento Europeo, 2020). A partir de ello, la Comisión presentó, el 28 de septiembre de 2022, una propuesta de *Directiva sobre Responsabilidad por Inteligencia Artificial*, cuyo objetivo es adaptar las reglas sobre responsabilidad civil extracontractual a los nuevos contextos creados por los sistemas de IA. Hasta ahora, esta propuesta sigue siendo eso: una propuesta (Comisión Europea, 2022).

En el Reino Unido, se anunció que el *NHS AI Lab* abordaría estos temas en mayor profundidad a través de un programa (o proyecto) sobre responsabilidad y rendición de cuentas. Sin embargo, a la fecha, dicho trabajo no parece estar disponible públicamente en línea.

Si se busca en internet, es posible encontrar diversas publicaciones académicas y artículos sobre estos temas. Esto demuestra que hay un creciente interés, preocupación y trabajo en marcha. Aun así, muchos organismos oficiales parecen estar rezagados frente a la velocidad con que avanza esta tecnología.

En resumen, si bien ya se han dado algunos pasos preliminares o están en curso ciertas iniciativas, *la mayoría de los países aún no cuenta con marcos regulatorios actualizados. Esto deja sin resolver muchos aspectos relacionados con la responsabilidad civil en el uso de inteligencia artificial y robótica dentro del ámbito sanitario.*

ENFRENTANDO LOS CAMBIOS INEVITABLES

A lo largo de la historia, los avances tecnológicos y científicos han obligado a actualizar las leyes, impulsados por preocupaciones relacionadas con la seguridad, la ética, la privacidad y otros temas clave. Por ejemplo, cuando los automóviles comenzaron a circular, fue necesario establecer normas específicas para regular el tránsito y reducir los riesgos. Las reglas básicas que se aplicaban al transporte con carruajes tirados por caballos o a vapor ya no eran suficientes, y dieron paso a los primeros códigos de tránsito.

Casos más recientes incluyen la regulación de la energía nuclear tras el desarrollo de la bomba atómica, las leyes sobre ingeniería genética y biotecnología tras la aparición del ADN recombinante, y la legislación sobre protección de datos con la expansión del internet.

Muchos de estos cambios legales fueron reacciones tardías que tomaron tiempo, aunque parece que cuanto mayor era la amenaza percibida, más ágil fue el proceso legislativo. Uno de los objetivos de este libro es justamente aportar argumentos sólidos que ayuden a comprender la urgencia y aceleren la toma de decisiones.

La llegada de la inteligencia artificial y la robótica tiene un potencial transformador enorme para nuestra sociedad… pero también un potencial disruptivo que debe ser gestionado mediante marcos regulatorios que mitiguen sus riesgos.

Así como la Revolución Industrial cambió profundamente el tejido social —eliminando ciertos oficios, transformando profesiones y creando otras nuevas—, la IA y la robótica tienen la capacidad de hacer lo mismo en los próximos años.

Oponerse al cambio es inútil, a menos que uno esté dispuesto a retirarse o cambiar de carrera. Para las organizaciones de salud, una baja adopción o el rechazo por parte del personal clínico podría traducirse en desperdicio de recursos y costos innecesarios. Y a la larga, resistirse al cambio podría incluso implicar la pérdida de empleos.

Despertar ante la revolución de la IA y la robótica y prepararnos para adoptarla de manera responsable exige un esfuerzo colectivo de todos los actores involucrados en el sistema de salud.

Dicho esto, estas tecnologías también tienen el poder de revolucionar la medicina tal como la conocemos: pueden resolver muchos de los problemas y limitaciones actuales, mejorar el uso del conocimiento disponible y multiplicar nuestra capacidad para preservar y restaurar la salud.

En los próximos capítulos, te invito a recorrer conmigo un camino hacia un enfoque estructurado, equilibrado y realista: el *Modelo de Convergencia Sanitaria*™ una herramienta para navegar entre incertidumbres y prepararnos para el futuro de la medicina, empezando por descubrir todo lo bueno que estas tecnologías podrían aportarnos.

Antes de seguir, quisiera dejarte una reflexión que vale la pena compartir:

Ignorar el impacto inminente de la IA y la robótica es inútil; prepararse y adaptarse frente al cambio inevitable, en cambio, es una decisión sabia.

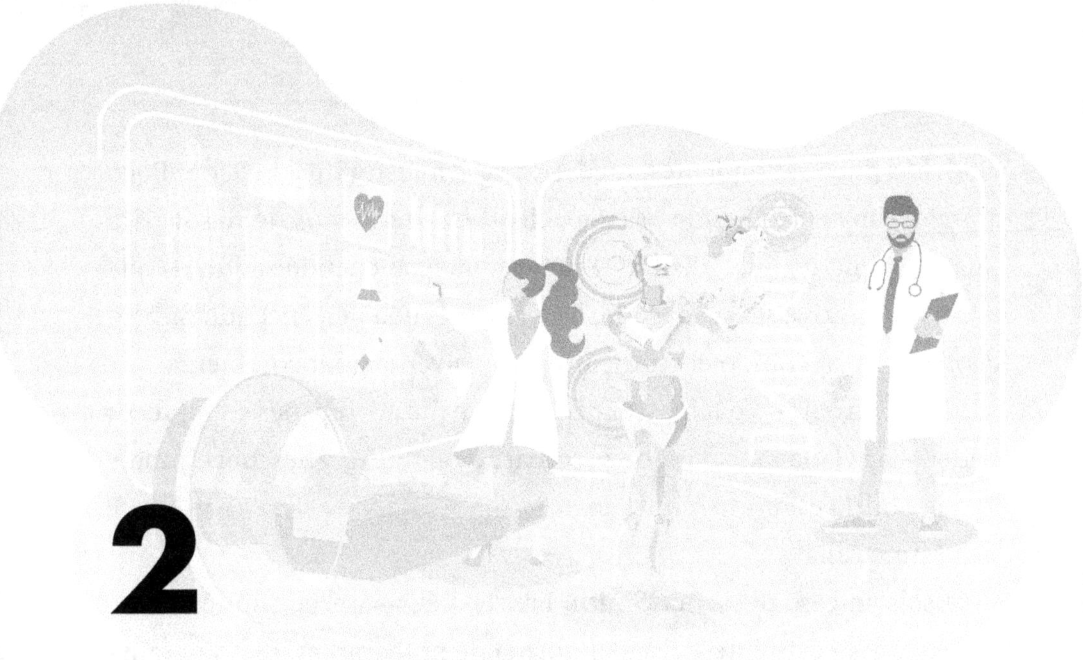

2

UNA VISIÓN PARA EL FUTURO SOBRE EL CUIDADO DE LA SALUD

"Me interesa el futuro porque planeo pasar el resto de mi vida en él."

—*Charles F. Kettering*

Hace algunos años, me encontraba en un punto de inflexión sin una visión clara de lo que vendría. Estaba participando en una formación intensiva en México: el programa de *Vital Planning Advanced Learning* con mi mentor, Tony J. Selimi. Durante cinco días de profunda transformación y descubrimiento personal, todo cambió dentro de mí. Al finalizar ese proceso, había despertado una nueva visión: un compromiso con propósito de transformar el sistema de salud.

Todo lo que el ser humano ha creado alguna vez, primero fue solo una idea en la mente de alguien. Sin embargo, el desgaste diario y los entornos poco estimulantes pueden apagar nuestra imaginación. Poco a poco, vamos perdiendo esa capacidad que teníamos de niños para imaginar una realidad distinta. Aun así, incluso cuando sentimos que la chispa creativa se ha apagado, las brasas siguen ahí, encendidas bajo las cenizas, esperando el momento para volver a arder con fuerza.

En las próximas páginas, te invito a que me acompañes en un recorrido hacia el mañana. Vamos a asomarnos al futuro y descubrir juntos lo que podría estar esperándonos.

¡Vamos allá!

Estás en casa del señor Smith. Frente a él, aparecen su médico de cabecera y su asistente virtual en forma de hologramas. El holograma comienza a hablar:

—Buenos días, señor Smith. Gracias por agendar esta cita. Soy el doctor Paul, mucho gusto. Estoy aquí junto con mi asistente de inteligencia artificial, Medika, para atenderlo. Le agradecemos que haya compartido previamente sus datos de salud. Su casa inteligente ha detectado algunos cambios recientes, y sabemos que no se ha sentido del todo bien. ¿Quiere contarnos un poco más al respecto?

La casa del señor Smith había notado variaciones en sus hábitos intestinales, una pérdida de apetito y una disminución en su nivel de actividad. También se registraron alteraciones en la variabilidad de su ritmo cardíaco y en la calidad de su sueño. Ante esas señales, la asistente virtual del hogar, llamada Panacea, le sugirió algunas estrategias de autocuidado. Al no observar mejoría, le recomendó hacerse un análisis de heces. La muestra fue recolectada y analizada automáticamente por el inodoro inteligente, que detectó signos de inflamación y desequilibrio. Entonces, Panacea le propuso agendar una cita médica y se encargó de programarla para él.

Medika y el doctor Paul escuchan con atención los síntomas del señor Smith. Mientras él habla, Medika toma notas para dejar constancia en el historial médico y le sugiere al doctor algunas preguntas adicionales. Tras analizar el caso, ambos coinciden en que es necesario realizar más estudios, considerando los posibles diagnósticos diferenciales compatibles con los síntomas descritos.

Entonces, el doctor Paul le explica el siguiente paso al paciente:

—Según los síntomas que presenta y los datos que nos compartió, le recomendamos realizar algunas pruebas adicionales. Vamos a pedirle a Panacea que le indique cómo recolectar muestras de orina y saliva en su baño inteligente. Una vez que las tenga, se enviarán directamente al hospital antes de su próxima cita. ¿Tiene alguna duda?

Panacea agenda la nueva cita con el hospital.

Antes de ese encuentro, Medika revisa los resultados de las muestras de orina y saliva, actualiza la lista de posibles diagnósticos y los exámenes sugeridos para confirmar o descartar cada uno.

Ahora nos encontramos en la consulta externa del hospital. Esta vez, Medika aparece junto a mí en forma de holograma.

—Buenas tardes, señor Smith. Soy el doctor Garbelli, un gusto conocerlo. Mi asistente de inteligencia artificial, Medika, me ha puesto al tanto de su visita anterior con el doctor Paul. ¿Ha notado algún cambio desde entonces?

Escuchamos con atención lo que el señor Smith tiene para contarnos. Medika registra la información, actualiza la lista de diagnósticos diferenciales y me muestra las pruebas sugeridas, que yo apruebo.

—Señor Smith, ahora Medika va a organizar un par de exámenes y lo acompañará para que no se pierda. El robot que toma muestras de sangre está en la sala contigua. Cuando termine allí, le harán una exploración rápida en radiología y luego volverá aquí para revisar los resultados. ¿Tiene alguna pregunta?

Con precisión y casi sin causar molestia, el robot de flebotomía extrae una muestra de sangre y la envía directamente al laboratorio automatizado. Luego, tras la exploración, la inteligencia artificial del área de radiología analiza las imágenes y genera un informe preliminar para el radiólogo.

Medika acompaña al señor Smith de regreso a mi consultorio, revisa los resultados y actualiza los diagnósticos y las recomendaciones. También analiza los datos genéticos del paciente junto con la información recopilada por su hogar inteligente, para determinar el tratamiento más adecuado y proponer alternativas ordenadas por nivel de eficacia esperada.

Estoy listo para recibir al señor Smith, explicarle el diagnóstico y hablar sobre las opciones de tratamiento, aclarando cualquier duda que tenga. Si en algún momento necesito ayuda adicional, Medika está conmigo para colaborar. Ella también se encargará de documentar nuestra conversación, programar el tratamiento, informar al doctor Paul y notificar a Panacea sobre el plan acordado.

—Los medicamentos llegarán a su casa. Panacea le recordará tomarlos a la hora indicada y nos informará sobre cómo va respondiendo al tratamiento. Medika lo contactará en unos días para hacer una visita virtual y verificar cómo se siente. Eso es todo por hoy, señor Smith. Si le surge alguna pregunta después de irse, no dude en hablar con Medika. Panacea puede hacer la llamada por usted en cualquier momento.

Mi siguiente paciente esta tarde es Sophie. Es una mujer mayor que vive sola. Su robot asistente, Aera, ha sido clave para que pueda mantenerse independiente y evitar accidentes en casa. El doctor James, su médico de cabecera, recibe alertas tanto del hogar inteligente de Sophie como de Aera cada vez que su salud se deteriora.

Últimamente, Sophie se ha mostrado más cansada de lo habitual, con dificultad para respirar y una menor movilidad. El inodoro inteligente detectó sangre en las heces, y un análisis de sangre reveló que tenía anemia por deficiencia de hierro.

Hoy, Sophie llega al hospital acompañada por Aera. Lo primero que haremos será administrarle una infusión de hierro. Después, conversaremos con ella para que elija el siguiente paso a seguir. Aunque una endoscopía robótica automática podría resultar demasiado invasiva para ella, existe la posibilidad de utilizar un minibot de diagnóstico, menos agresivo, para descartar patologías importantes. Medika y yo también planeamos hablar con Sophie sobre algunos ajustes en su tratamiento actual.

Volvamos ahora a nuestra máquina del tiempo para dar un salto más hacia el futuro.

La señora Brown comenzó a presentar una tos seca, sin otros síntomas. Al principio, le pidió a la inteligencia artificial integrada en su implante cerebral que le sugiriera formas de manejarlo por sí misma. Sin embargo, la tos no desapareció. Los sensores internos confirmaron que no había signos fisiológicos de infección ni de alergia, y al notificarle esta información a su IA interna, la señora Brown decidió descargar el programa de médico de atención primaria en su implante cerebral.

Con ese módulo instalado, adquirió los conocimientos básicos para organizar por sí misma los primeros exámenes a través de su centro de atención. Cuando recibió los resultados, comprendió que necesitaba ayuda médica especializada, ya que una de las posibles causas era un cáncer pulmonar. Aun así, como sabía que tenía predisposición genética y metabólica a sufrir ansiedad, prefirió no descargar el módulo de especialista en pulmón para evitar enfrentarlo sola. Como no tenía familiares cercanos ni amigos que pudieran acompañarla en ese proceso, le pidió a su IA que le agendara una cita en el hospital. Hoy ha venido a verme.

Antes de atender a la señora Brown, le pido a la inteligencia artificial que se conecte a sus datos. Gracias a mi implante cerebral, tengo actualizados todos los módulos necesarios para brindar atención secundaria y terciaria, así que no necesito prepararme de otra manera.

—Buenos días, señora Brown. Soy el doctor Garbelli, un gusto conocerla. Tengo entendido que ha estado manejando su caso con ayuda del programa de médico general. ¿Le parece bien si me conecto a su implante cerebral para sincronizar la información y estar al tanto de todo desde el inicio?

En ese instante, recibo toda la información que necesito. Gracias a mi conocimiento médico y a los módulos de IA que forman parte de mi preparación, puedo usar esos datos para definir el mejor plan diagnóstico.

Envío a la señora Brown al área de radiología para realizarse una exploración. Recibo las imágenes directamente en mi implante cerebral y las analizo de inmediato. Lamentablemente, ella tenía razón: todo indica que se trata de un cáncer de pulmón.

Le explico cómo los nanobots tomarán una pequeña muestra del tejido y la extraerán fuera de su cuerpo. El laboratorio, ubicado justo al lado, se encargará de analizar el material genético para brindarme la información necesaria y así poder diseñar un tratamiento con las mejores probabilidades de éxito.

—Si necesita una cirugía —le explico—, contamos con quirófanos equipados con los robots quirúrgicos más avanzados. La recuperación de este tipo de operaciones es ahora muy rápida. Además, disponemos de tratamientos inmunológicos personalizados, quimioterapia a medida, minibots de radioterapia y nanobots oncoquirúrgicos que pueden encargarse del resto. Pero lo más importante es que yo estaré aquí, acompañándola en cada paso del proceso, para resolver cualquier duda que tenga.

La señora Brown quiere saber cómo se sentirá la biopsia con nanobots antes de dar su consentimiento. Por eso, conecto el módulo de experiencias a su implante cerebral para que pueda sentir el procedimiento de forma simulada antes de tomar una decisión.

—Oh —dice tras unos segundos—, se siente como si inhalara un poco de polvo... un pequeño cosquilleo, nada grave. Está bien, estoy lista para continuar.

Dejo a la señora Brown en las manos más que competentes de la enfermera especializada, quien la acompañará a la sala de procedimientos. Mientras tanto, yo no puedo esperar a llegar a casa para aprender —perdón, quise decir descargar— cómo tocar el violín.

Es momento de volver a subirnos a la máquina del tiempo y regresar al presente.

¿Disfrutaste este pequeño viaje al estilo Volver al Futuro?

A medida que vivimos más años, muchos de nosotros ya estamos enfrentando los nuevos retos de mantener una buena salud a lo largo del tiempo. Estos desafíos nos recuerdan una verdad esencial: la necesidad de atención médica nunca desaparecerá. Por lo tanto, los médicos seguirán siendo imprescindibles.

El futuro de la medicina tiene todas las condiciones para ser brillante y emocionante, no solo para los pacientes, sino también para los profesionales de la salud y todos los que trabajan en este campo.

La automatización inteligente, la inteligencia artificial y la robótica tienen el potencial real de eliminar el tiempo perdido en tareas administrativas, errores, ineficiencias, incompetencias y trámites absurdos. Con una mayor eficiencia y confiabilidad, no será necesario dedicar horas a investigar incidentes, responder quejas, tratar con abogados o realizar tareas adicionales como medida de precaución por no confiar del todo en el sistema.

Muchas de las causas del agotamiento profesional que se describen en *La voz del médico* quedarán en el pasado.

Para ti, como profesional de la salud, tus herramientas para diagnosticar y tratar se ampliarán y se volverán más precisas: la medicina de precisión necesita un enfoque basado en múltiples ómicas (como la genómica, epigenómica, transcriptómica, proteómica, metabolómica, microbiómica, entre otras), algo que solo es posible gracias a la inteligencia artificial, que permite cerrar la brecha entre la investigación y su aplicación clínica, analizando cantidades masivas de datos.

Mejorar los resultados se traducirá en mayor gratitud por parte de tus pacientes y en una sensación de satisfacción personal más profunda con tu trabajo.

La inteligencia artificial no viene a reemplazar tu mente, sino a potenciarla, ayudándote a acceder al conocimiento de forma más rápida y en un formato útil para la práctica diaria. Incluso tu aprendizaje se verá fortalecido.

Recuperarás el tiempo que creías perdido en medio de las complicaciones actuales de la práctica médica. Podrás volver a establecer una verdadera relación terapéutica con tus pacientes, escucharlos con calma, resolver sus dudas sin apurarte y tomarte el tiempo necesario para explicar y tranquilizar. Con la llegada de la inteligencia artificial y los robots, durante un tiempo hará falta mucha explicación y contención, así que, una vez más, no parece que el desempleo sea algo que debas temer en el corto plazo.

Además, interactuar con estas tecnologías hablando será mucho más fácil que depender de teclados, mouse y otros dispositivos. Creo que quienes hoy suelen decir "no se me da bien la tecnología" serán precisamente quienes más se beneficien de este cambio.

Procesos optimizados, mayor productividad, menos desperdicio y menos errores reducirán los costos asociados y liberarán recursos que se podrán invertir en más tecnología, para mantener el ritmo del avance… y lo más importante: para financiar aquello que realmente genera valor.

Pasar de simplemente tratar síntomas o frenar el avance de enfermedades a atacar las causas de raíz y ver los efectos de un diagnóstico temprano y de las estrategias preventivas en la salud pública también incrementará tu satisfacción profesional.

En el ámbito de la investigación médica, también surgirán metodologías mucho más poderosas. Gracias a la capacidad de recopilar y analizar enormes volúmenes de datos con múltiples variables y parámetros, ya no será necesario depender exclusivamente del control de variables de confusión para hacer investigación clínica.

El análisis de grandes volúmenes de datos también permitirá resolver uno de los principales desafíos de la medicina actual: la limitada y a veces incierta aplicabilidad de los estudios clínicos en pacientes reales. Personas con múltiples enfermedades, que toman diversos medicamentos, en los extremos de edad o peso, de distintas etnias, embarazadas o en período de lactancia... Todos ellos, hasta ahora, han quedado fuera de los modelos tradicionales. Ahora, gracias a esta tecnología, podrás sentir mayor seguridad sobre lo que estás haciendo y, al mismo tiempo, los investigadores podrán descubrir prácticas aún más efectivas para estos casos.

También podrás esperar jornadas laborales más equilibradas, menos estrés físico y emocional, compañeros de trabajo más saludables y felices, y más tiempo para tu familia, tus pasatiempos, otros proyectos o incluso nuevas carreras.

El impacto transformador de estas tecnologías no tiene por qué quedarse dentro de los límites del sistema de salud, ni restringirse por la geografía o la economía. La inteligencia artificial también puede ayudarnos a enfrentar las grandes desigualdades en salud que existen hoy en día: acceso a la atención, calidad del servicio, esperanza de vida, barreras culturales, marginación, estigmas, prejuicios y tantos otros factores.

Como seres humanos, a menudo se nos dificulta brindar una buena atención por obstáculos que la inteligencia artificial puede superar con facilidad. Por ejemplo, ya no será necesario llamar a un intérprete por teléfono cada vez que necesites hablar con un paciente que no habla tu idioma. Conocer otras culturas, creencias y formas de comportamiento te permitirá generar vínculos más sólidos con personas de distintos orígenes.

Algunos tratamientos y soluciones desarrollados con ayuda de la inteligencia artificial incluso podrían ser más accesibles y económicos que los actuales. A medida que el acceso a internet y la tecnología deje de considerarse un lujo y pase a verse como un derecho básico, más personas podrán tener acceso a la misma información. Además, el uso de hologramas y robots con presencia remota permitirá superar barreras físicas y geográficas. De hecho, ya es posible manejar un robot quirúrgico a gran distancia.

Con la llegada de la inteligencia artificial, la robótica, y la integración entre la IA y el cerebro humano, varios de los desafíos más complejos del sistema de salud actual podrían transformarse radicalmente. Por ejemplo, ya no sería necesario concentrar a los pocos especialistas disponibles solo en grandes centros de atención. Se podría reducir así la desigualdad geográfica en el acceso a la salud. Con diagnósticos más tempranos y veloces, tratamientos más eficaces, mejores estrategias de prevención y herramientas como hogares inteligentes, asistentes robóticos y otros dispositivos, los problemas logísticos que hoy complican tanto la atención médica podrían desaparecer.

Y con todo eso, recuperarás tiempo. Tiempo para ejercer tu vocación, sin tener que lidiar constantemente con fallos del sistema. Tiempo para cuidar con calidad, para aprender, para crecer… y para hacer ese trabajo que siempre soñaste hacer.

La humanidad está aprendiendo, poco a poco, a confiar y a trabajar en sintonía con la inteligencia artificial y la robótica. Llegará el día en que podrás acceder a la IA directamente desde tu mente, como una extensión natural de tu propio ser. Entonces, tus capacidades sobrehumanas se liberarán. Con acceso inmediato e ilimitado a habilidades y conocimientos, desaparecerán las divisiones sociales entre profesiones.

Tal vez lo que realmente marque nuestras diferencias será simplemente la inclinación personal, la creatividad o las habilidades físicas de cada uno. Al comprender mejor a los demás, las separaciones por nacionalidad, etnia, creencias o historia personal perderán sentido. Finalmente, podremos dar el paso hacia una experiencia compartida: la unidad de la humanidad.

Una colaboración armoniosa entre las personas y la inteligencia artificial —incluyendo la robótica— podría mejorar enormemente la eficacia y eficiencia del cuidado de la salud. También nos daría la oportunidad de ir más allá de los límites de la biología y vivir una evolución acelerada de la conciencia.

Al llegar al cierre de esta visión sobre el futuro del cuidado médico, queda claro que el camino que nos espera está lleno de promesas, pero también de desafíos. La próxima frontera que te invito a explorar es el ascenso vertiginoso de la inteligencia artificial en la medicina.

En el capítulo que sigue, profundizaré en esta fuerza transformadora para preguntarnos: ¿será la IA una bendición que revolucionará la atención médica o una carga que ponga en riesgo la relación sagrada entre médico y paciente? Acompáñame a descubrir cómo esta tecnología impactará tu profesión y cuál será el equilibrio necesario para que la innovación tecnológica fortalezca —y no debilite— el arte de sanar.

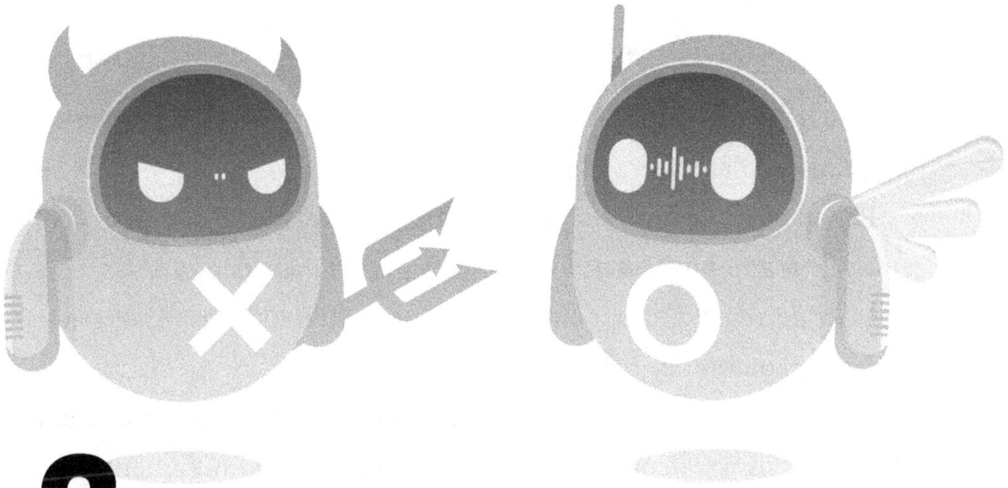

3

EL AUGE DE LA IA: ¿UNA BENDICIÓN O UNA CARGA?

La elección es nuestra, la elección es tuya.

—Noam Chomsky, *Profit Over People: Neoliberalism and Global Order*

Recibir una herramienta poderosa como la inteligencia artificial puede generar emociones encontradas, parecidas a las que sentimos cuando se nos da un regalo. Tal vez te entusiasme la idea de descubrir qué es, te alegre recibir algo nuevo, te haga feliz que alguien haya pensado en ti, tengas la esperanza de que mejore tu vida, sientas curiosidad por cómo funciona y quieras jugar con él o presumirlo un poco. Pero también podrías sentir miedo de que no te guste, ansiedad por tener que quedártelo aunque no te convenza, vergüenza por no saber usarlo de inmediato, preocupación por encontrarle un espacio, o temor de ser juzgado si no demuestras entusiasmo.

Reconocer que todo tiene dos caras puede ayudarte a aceptar esos sentimientos ambivalentes. Esta postura podría considerarse más sabia que la de dejarse llevar por emociones desequilibradas y creer que algo es completamente "bueno" o totalmente "malo".

Mantener una mirada equilibrada frente a la tecnología es clave para poder tomar decisiones racionales. Aunque es fundamental ver la IA como una herramienta que potencia y amplía las capacidades de los profesionales de la salud, también es necesario estar consciente de los posibles riesgos o consecuencias negativas.

En el capítulo anterior, escuchaste las voces del entusiasmo y la curiosidad. Viste algunas de las bendiciones que la inteligencia artificial y la robótica podrían traerte. Ahora, es momento de prestarle atención a las voces de la cautela y el escepticismo, y descubrir qué pueden enseñarte.

Incluso dentro del corto tramo de vida que llevamos, hemos sido testigos de desastres vinculados al uso de tecnologías poderosas. Por ejemplo, muchas personas de mi generación —y mayores— recuerdan el desastre nuclear de Chernóbil en 1986, o los accidentes de los transbordadores espaciales en 1986 y 2003. Hace poco me enteré de los incidentes con la máquina de radioterapia Therac-25, entre 1985 y 1987. Por errores de software, el sistema fallaba ocasionalmente, administrando dosis masivas de radiación a varios pacientes. Seis de ellos murieron. Más recientemente, los accidentes de los Boeing 737 MAX en 2018 y 2019, o las muertes relacionadas con infladores defectuosos de airbags Takata, también ocuparon titulares en todo el mundo.

Cada uno de estos desastres dejó enseñanzas profundas que cambiaron para siempre las regulaciones, los procesos de control de calidad y los estándares de seguridad en sus respectivas industrias, permitiéndonos seguir disfrutando de sus beneficios mientras se buscan formas de reducir al mínimo los riesgos.

Si bien sería poco realista esperar que podamos eliminar por completo todos los riesgos, cuanto mayor sea el peligro potencial, más riguroso debe ser el sistema de gestión de riesgos y aseguramiento de calidad. Estar preparados implica simular escenarios hipotéticos sobre lo que podría salir mal y cómo podría ocurrir, evaluar sus consecuencias y luego diseñar estrategias para prevenirlo o, si sucede, minimizar su impacto.

En los próximos tres capítulos, te invito a recorrer conmigo el complejo camino que tenemos por delante, analizando los desafíos y posibles efectos negativos que la inteligencia artificial y la robótica pueden generar en el ámbito de la salud… y más allá. Juntos exploraremos las incertidumbres y los riesgos que estas tecnologías traen a nuestra profesión y al sistema de salud en general.

Comencemos por observar más de cerca las posibles cargas que podría implicar la llegada de la IA.

La llegada de la inteligencia artificial y la robótica al campo de la medicina tiene el potencial de transformar profundamente la profesión médica. Si bien prometen mayor eficiencia, también podrían reducir la necesidad de personal en ciertas áreas, volviendo obsoletos algunos roles. Para quienes no logren adaptarse ni reconvertirse, encontrar una alternativa laboral podría volverse una tarea difícil y estresante.

La implementación de algoritmos de IA, que requieren una etapa intensa de entrenamiento y ajuste, podría incluso generar una caída en la productividad inicial si no se asignan los recursos necesarios. Si los sistemas no ofrecen la suficiente confianza, el esfuerzo extra para verificar sus resultados podría añadir más carga de trabajo en lugar de aliviarla. Sin una formación adecuada ni soporte técnico suficiente, estas tecnologías podrían enfrentar resistencia o ser adoptadas de manera limitada, lo que resultaría en mayores costos sin lograr los beneficios esperados.

Además, los algoritmos entrenados con datos de baja calidad pueden arrojar resultados poco fiables o sesgados. En algunos casos, incluso podrían generar respuestas sofisticadas pero erróneas que sean difíciles de detectar. Estos errores pueden derivar en fallos médicos, y si las normativas no están actualizadas, es probable que se responsabilice injustamente a los profesionales de la salud.

La desconfianza en estas tecnologías podría generar un sistema de salud dividido en dos niveles, aumentando aún más las desigualdades y provocando peores resultados para ciertos grupos de población. A esto se suma el riesgo de que algoritmos mal diseñados manejen inadecuadamente los datos médicos, provocando filtraciones, violaciones de confidencialidad y un uso indebido de la información. Estas situaciones podrían afectar el empleo, la protección social o incluso la reputación de los pacientes, lo que subraya la necesidad urgente de considerar con cuidado las implicancias del uso de la inteligencia artificial y la robótica en el ámbito de la salud.

La omnipresencia de las nuevas tecnologías podría dificultar el consentimiento informado o limitar la autonomía tanto de médicos como de pacientes. El papel de los doctores en la toma de decisiones podría quedar relegado, haciendo muy complicado apartarse de los protocolos establecidos, y exponiendo así a los pacientes a riesgos innecesarios.

A medida que la inteligencia artificial mejora en diagnóstico y tratamiento, los médicos podrían convertirse en simples asistentes personales de estas tecnologías. El alto costo de la IA, las computadoras cuánticas, los robots y demás podría ser inaccesible para hospitales públicos o países en desarrollo, agravando las desigualdades en el acceso a la salud. Además, la necesidad de centros de datos avanzados y materiales raros para estas tecnologías podría disparar el precio de recursos naturales, provocando conflictos y explotación laboral.

Con interfaces cerebro-IA que permitan descargar conocimientos y habilidades directamente, la educación tradicional podría volverse obsoleta, al igual que ciertas especialidades médicas que no impliquen procedimientos con acceso exclusivo a tecnología. Incluso los cirujanos podrían llegar a ser completamente reemplazados por robots.

Estos son solo algunos ejemplos de los posibles efectos negativos. Ni siquiera hemos empezado a hablar de lo realmente aterrador.

Recuerdo cuando usaba AltaVista y Yahoo para buscar cosas en internet. Luego apareció Google. Al principio, fue una curiosidad, algo más para los entusiastas de la tecnología. Con el tiempo, se convirtió en el buscador más usado. Después amplió sus servicios: correo electrónico, mapas, navegación, navegador web, videos, traducción de idiomas, sistemas operativos, almacenamiento en la nube, gestión de fotos, teléfonos inteligentes, casas inteligentes, tecnología portátil, música en streaming, contenido bajo demanda, inteligencia artificial, y muchas otras áreas.

Hoy está en todas partes, como una especie de deidad de la información. Y, sin embargo, comparado con la inteligencia artificial y la robótica, es una deidad menor. La nueva "divinidad" creada por el ser humano lo sabe todo, puede estar en todas partes y tiene el poder potencial de controlarlo todo, incluso nuestro futuro como especie. Si esa creación será para nuestro beneficio o nuestra ruina, dependerá de nosotros. Quiero cerrar este capítulo invitándote a reflexionar con la sabiduría que encierran las siguientes citas.

«Si conoces al enemigo y te conoces a ti mismo, no tienes que temer el resultado de cien batallas».

—Sun Tzu, *El arte de la guerra*

Igitur qui desiderat pacem, praeparet bellum ("Por tanto, quien desee la paz, que se prepare para la guerra")
—Publio Flavio Vegecio Renato, *De Re Militari*

«O coexistimos, o no existimos».
—Bertrand Russell

Mi intención es inspirarte —como médico, profesional de la salud o persona involucrada en este campo— a buscar una relación armónica y simbiótica con la inteligencia artificial y la robótica. A medida que estas tecnologías se integran con mayor profundidad en el ámbito médico, se vuelve fundamental prepararnos y comprender mejor a este posible adversario. Solo así podremos seguir enfrentando los desafíos que ya están transformando la profesión médica, y ampliar nuestra mirada hacia las implicaciones que esto tendrá en todo el sistema de salud.

En el próximo capítulo, me adentraré en territorios aún inexplorados para los médicos. Acompáñame a descubrir los retos concretos que nos esperan en este escenario de cambio acelerado por la inteligencia artificial.

4

LOS DESAFÍOS MÉDICOS EN TERRITORIOS DESCONOCIDOS

No hay nada de malo en esperar lo mejor, siempre
y cuando estés preparado para lo peor.

—Stephen King, *Rita Hayworth y la redención de Shawshank*

Prepararse para los desafíos que vienen es como emprender una travesía hacia tierras aún no exploradas. No sabemos con certeza qué encontraremos más allá del horizonte, pero con el conocimiento, la lógica y la imaginación que ya tenemos, podemos anticipar obstáculos y equiparnos con las herramientas necesarias para enfrentarlos.

Pero aquí va la pregunta: ¿de verdad estamos listos para lo que viene? ¿Y si los retos que enfrentaremos como médicos en esta nueva era son mucho mayores —y distintos— de lo que esperamos? Acompáñame mientras indagamos estas preguntas y analizamos los posibles tropiezos en este nuevo panorama de adopción y expansión de la inteligencia artificial y la robótica en la medicina.

CUANDO IMPLEMENTAR CAMBIOS PUEDE SALIR MAL

Uno de los primeros retos que encontraremos será el de aceptar o rechazar estos avances. Y es que estas tecnologías aún están rodeadas por una nube de ansiedad, temores e ignorancia. ¿Vamos a adaptarnos o nos vamos a resistir?

Alejar a los médicos es fácil

Seamos honestos: muchos de nosotros, como profesionales de la salud, hemos pasado por múltiples procesos de cambio que, en su momento, nos parecieron innecesarios, y que solo complicaron más nuestra labor sin darnos soluciones reales a nuestros problemas.

Sin entrar demasiado en teorías sobre la gestión del cambio, es importante reconocer que muchos médicos todavía cargan con el peso de experiencias previas mal manejadas. Esa es una base que no se puede ignorar si queremos avanzar. Involucrar a los médicos en todas las etapas del proceso —en lugar de presentarles un plan ya cerrado— aumentará las probabilidades de evitar problemas innecesarios y costos elevados, además de ayudar a detectar a tiempo posibles errores en el camino.

Si no me sirve, no lo uso

La inteligencia artificial debe ser útil para nosotros, los médicos, no solo para las instituciones. Sería absurdo que, en plena era de automatización e IA, se nos siga cargando con más tareas y responsabilidades.

La decisión inteligente es usarla para automatizar procesos y aligerar el trabajo.

Si dejara salir al médico frustrado que llevo dentro, bien podría escribir otro libro entero sobre la cantidad creciente de tareas absurdas que hoy se espera que hagamos en los sistemas de salud.

Implementar nueva tecnología, si se hace mal, puede ser justo la gota que derrame el vaso. La satisfacción laboral y la permanencia de los médicos están en su punto más bajo. Confío en que todo lo que comparto en este libro sirva como inspiración para tomar decisiones acertadas. La introducción de tecnología enfocada en soluciones debe planearse con cuidado, para no alejar aún más a un personal ya agotado.

Si la IA y los médicos no aprenden juntos, la implementación no funcionará

Otro aspecto crucial a tener en cuenta al incorporar inteligencia artificial es cómo afecta a los médicos durante la etapa de implementación y entrenamiento. Esto no se parece en nada a las típicas introducciones de software o equipos médicos que hemos vivido más de una vez.

Aquí no solo los usuarios deben aprender a usar la tecnología; también las máquinas deben ser entrenadas. Con algoritmos de aprendizaje por lotes u "offline", el proceso de entrenamiento tiene una duración definida. Pero con los algoritmos de aprendizaje incremental u "online", el aprendizaje nunca se detiene.

Por eso es fundamental asignar tiempo y recursos específicos para este proceso.

Nadie quiere que lo retrasen

Los algoritmos que no aprenden ni se adaptan a nosotros pierden parte de su propósito y del potencial que tienen para ayudarnos de forma real. Si tú, como médico, tienes que cambiar tu manera de trabajar para ajustarte a una máquina —en vez de que la máquina se adapte a ti—, es muy probable que lo encuentres molesto. De la misma forma, si no puedes corregir los errores de tu asistente de IA para que mejore, llegará el momento en que te preguntes si vale la pena tener un asistente así, considerando el tiempo que te lleva revisar todo lo que hace.

Es fundamental que los médicos puedan corregir los fallos de la IA y enseñarle. Y como parte de una estrategia organizacional inteligente, sería sensato liberar tiempo para que tú, como médico, puedas entrenarla adecuadamente.

¿Cuándo puede un médico confiar en la IA?

Otro desafío que plantea la IA es si, como médicos, seremos capaces de determinar cuándo ya le dedicamos suficiente tiempo de entrenamiento, cuándo está lista, y cuándo podemos confiar en ella.

Los cambios regulatorios en temas de responsabilidad también influirán mucho en si la implementación de IA termina ayudándote… o solo complicándote el trabajo. Si la responsabilidad última sigue recayendo en ti, y nadie puede garantizar que la IA no cometerá errores, entonces tendrás que revisar cada cosa que haga. Sería como trabajar con un asistente al que te gustaría despedir, pero no puedes. Al final, le dejarías solo tareas menores y volverías a hacer las cosas a tu manera—como siempre lo has hecho.

Sin una base de confianza mutua, no puede funcionar la alianza entre médicos e IA

Para que la inteligencia artificial aporte de verdad al cuidado de la salud, es indispensable una relación simbiótica basada en la confianza. Tanto los médicos como las instituciones deben sentir que los sistemas de IA son confiables, éticos, adaptables y transparentes. Esa confianza es lo que convierte a la IA en algo más que una herramienta: la vuelve un verdadero aliado en la atención al paciente.

Pero la confianza no aparece por sí sola; hay que ganársela. Los sistemas de IA deben demostrar que funcionan de forma consistente, que sus procesos de decisión son claros, y que cumplen con los estándares éticos y normativos. Los médicos necesitan saber que estas tecnologías están en constante aprendizaje y evolución. Solo entonces, cuando la IA demuestre con hechos su confiabilidad, podrá ser vista como un socio de verdad en el entorno clínico.

Las cajas negras son para los aviones, no para la salud

La transparencia es clave para construir confianza. Los sistemas de inteligencia artificial deben funcionar de manera que los médicos puedan entender el porqué detrás de cada recomendación o decisión, incluyendo las fuentes verificadas y una explicación clara del proceso que llevó a ese resultado.

Cuando los médicos pueden seguir el razonamiento de la IA y verificar sus resultados, hay mayor disposición para adoptarla e integrarla en su práctica diaria. Esa claridad es esencial para fomentar un entorno colaborativo en el que médicos e IA trabajen juntos de forma armoniosa para mejorar la atención al paciente.

Ningún médico va a confiar en un sistema "caja negra", ni en una IA que inventa referencias que no existen.[2]

Una IA mal entrenada es un retroceso enorme

Uno de los mayores retos para que la IA sea realmente confiable en tareas como el diagnóstico es la calidad de los datos con los que se entrena. Si se utilizan datos reales —como registros hospitalarios o ambulatorios— es fundamental revisar y corregir posibles errores o sesgos para que el algoritmo no se desvíe.

Sabemos que la documentación clínica muchas veces se hace en

2 Es cierto que esto puede ser más problemático en los modelos generativos de IA que en otros con un enfoque más analítico que creativo, como los modelos de aprendizaje profundo, la IA discriminativa, entre otros. Uno de los problemas actuales es que algunos modelos de acceso libre están siendo utilizados para tareas para las que no fueron diseñados.

condiciones poco ideales: falta de tiempo, sobrecarga de pacientes y tareas. Con frecuencia, escribir las notas clínicas recae en los integrantes más novatos del equipo (una especie de rito de iniciación que muchos hemos vivido). Estas personas suelen hacer todo desde una misma computadora: pedir análisis, redactar derivaciones, revisar historias clínicas… y todo esto mientras se preparan para recibir al siguiente paciente. En ese contexto, dejar constancia precisa de los síntomas o de las decisiones clínicas deja de ser prioridad. A menudo ni siquiera se registran las conversaciones clave con el paciente ni el razonamiento detrás de una prueba o ajuste de medicación.

Lo único que suele quedar por escrito con cierta consistencia es el plan de acción. Pero incluso ese plan puede tener errores o fragmentos copiados de notas anteriores. Si una IA se entrena con ese tipo de información, sin depurarla primero, puede terminar interpretando mal los síntomas, formulando hipótesis erradas, y generando planes de diagnóstico o tratamiento poco confiables, incluyendo revisiones o seguimientos inadecuados. Y eso, a futuro, puede traer serias consecuencias.

La experiencia es clave para estar realmente preparado

Los algoritmos de IA con funciones específicas —como los que interpretan datos de laboratorio o imágenes diagnósticas— pueden entrenarse con datos cuidadosamente revisados. Esta es, de hecho, la forma más habitual de hacerlo.

Sin embargo, los aspectos más complejos de la práctica médica solo se aprenden de verdad en el mundo real. Como médicos, primero adquirimos lo básico a través de libros, clases, modelos anatómicos y, más recientemente, simulaciones y videos. Pero fue recién en el contacto con pacientes reales cuando comenzamos a desarrollar nuestras habilidades. Con el tiempo, las fuimos perfeccionando gracias a la observación constante, el consejo de colegas más experimentados, los errores (propios y ajenos) y, sobre todo, una actitud abierta al aprendizaje incluso después de años en ejercicio.

Sin guía, no hay aprendizaje

Es posible entrenar a la IA con datos del mundo real, pero eso requiere intervención humana especializada. Así como no se puede dominar una profesión solo con libros y simuladores —excepto en campos extremadamente estructurados como la aviación o la exploración espacial—, tampoco podemos esperar que la IA comprenda las sutilezas de la medicina solo procesando datos.

Para que aprenda de forma útil, necesita el conocimiento orientador de médicos con experiencia. Eso implica que las organizaciones de salud deben destinar tiempo de sus profesionales para enseñar y corregir a estos sistemas. El problema es que encontrar doctores expertos que puedan y quieran asumir ese rol no es tarea fácil.

¿Solo brilla o realmente funciona?

Imaginemos que un algoritmo de inteligencia artificial ha sido entrenado con los datos de una gran institución médica, y alguien viene a ofrecérnoslo como un producto ya listo para usar. ¿Qué tanto deberíamos confiar en él? ¿Qué factores podrían aumentar o disminuir nuestra confianza? Por ejemplo, ¿confiaríamos más si los datos y los expertos que supervisaron el entrenamiento pertenecieran a un hospital reconocido, afiliado a una universidad prestigiosa? ¿Nos inspiraría más confianza si los datos vinieran de una sola base extensa en lugar de múltiples centros? ¿Nos parecería más confiable su capacidad diagnóstica si participaron especialistas altamente calificados, o preferiríamos que también se incluyera la visión de médicos generalistas?

Si, como yo, tuviste la suerte de formarte en distintos entornos, especialidades y regiones geográficas, probablemente coincidas en que de cada uno se aprende algo valioso... aunque también se heredan ciertos sesgos y malas prácticas que es mejor evitar. Si bien es cierto que la inteligencia artificial podría superar a los humanos en detectar "mitos médicos" —esas prácticas comunes que ya han sido refutadas por la ciencia— al cotejarlas con investigaciones y guías clínicas, no ocurre lo mismo con los sesgos: es muy probable que los absorba sin darse cuenta. Por eso, será indispensable contar con herramientas diseñadas especialmente para detectarlos y corregirlos.

No existe una fórmula única o un atajo para entrenar en la excelencia. Así como nosotros solemos decir que tuvimos que esforzarnos, sudar y hasta llorar para aprender de verdad, también será necesario invertir mucho trabajo serio y de calidad para enseñar correctamente a la inteligencia artificial. Esa será la base de su confiabilidad, más allá de que esté asociada a un nombre o institución importante.

La IA tiene una habilidad impresionante para aprender rápido. Si le damos buena práctica y buenos docentes, sin duda alguna, va a destacar.

Sin entrenamiento, no hay confianza

Otro punto clave para construir confianza es capacitar adecuadamente a los médicos, no solo para que entiendan por qué están utilizando inteligencia artificial, sino también para responder a sus miedos e inquietudes y fomentar una relación de confianza. Este tipo de formación no se parece en nada a los entrenamientos habituales a los que están acostumbrados, como los cursos obligatorios en línea o las clases de inducción al sistema EPR. Ese enfoque simplemente no funciona aquí.

Además, no se puede esperar que los profesionales de la salud se inscriban por su cuenta en cursos de IA si realmente se quiere que esto funcione. Hoy en día, la oferta de cursos sobre inteligencia artificial está creciendo rápidamente. De hecho, he notado cada vez más anuncios al respecto... gracias a las famosas "cookies".

Pero lo que realmente necesitamos como médicos no es una maestría en informática o en IA, sino desarrollar agudeza y familiaridad con la tecnología para poder usarla con soltura. Necesitamos poder probarla antes de integrarla a nuestro trabajo, entender cómo puede ayudarnos, saber cuáles son sus límites y aprender a detectar cuándo algo anda mal y cómo actuar en consecuencia.

PROBLEMAS EN LA RELACIÓN MÉDICO-INTELIGENCIA ARTIFICIAL

Después de revisar los retos que implica seleccionar, implementar y entrenar tanto los sistemas de inteligencia artificial como a los propios médicos, es momento de mirar hacia adelante y pensar en las complicaciones que pueden surgir al empezar a usar la IA en el trato con los pacientes.

La inteligencia artificial está en constante evolución, y algunas variantes —como la IA general o fuerte, la superinteligencia, la IA con "teoría de la mente" o la autoconsciente— todavía pertenecen más al campo de la teoría que a la realidad. Por eso, es lógico pensar que los desafíos para los médicos no van a disminuir... al contrario, todo apunta a que van a multiplicarse.

¿Estás preparado para dejar tu profesión?

Estoy casi seguro de que la mayoría de ustedes, médicos, estarían encantados de delegar tareas administrativas —como la documentación, la solicitud y validación de exámenes— a la inteligencia artificial, siempre y cuando esta se haya ganado su confianza. Si pudieran pasarle esas tareas hoy mismo (incluso a un asistente humano) y enfocarse únicamente en lo que mejor saben hacer como médicos, lo harían sin dudarlo. Pero ¿qué pasaría si se tratara de delegar algo que hoy forma parte esencial de "ejercer la medicina", es decir, de ser médico?

Hay algo que vale la pena considerar: ya lo están haciendo, en parte, a medida que su carrera avanza. Si eres un médico con experiencia, es muy probable que trabajes sobre la base de lo que tus colegas más jóvenes ya han hecho: han recolectado toda la historia clínica, realizado un examen físico completo, solicitado estudios, interpretado resultados, formulado un diagnóstico preliminar y hasta indicado un tratamiento inicial.

Como médico senior, lo que haces es detectar posibles incongruencias, información que falta, o nuevas interpretaciones y correlaciones. A partir de eso, repites solamente ciertos aspectos específicos del proceso para afinar tus hipótesis, decidir nuevas investigaciones o ajustar el plan de tratamiento con mayor precisión.

Con los años, has aprendido a centrarte más en verificar, decidir, evaluar riesgos y beneficios, y, en general, tomar las decisiones clave. Has delegado, sin perder tu rol, muchas otras partes del cuidado médico. Y sigues disfrutando de lo que haces, porque acertar con el diagnóstico o tratamiento ayuda al paciente, guía a los que están aprendiendo y te da una buena dosis de orgullo profesional.

Ahora bien, ¿cómo vas a reaccionar cuando la inteligencia artificial empiece a "invadir" tareas y habilidades que hasta ahora han sido parte del ser médico?

Si usas la IA para hacer cosas que tú no puedes —como analizar grandes volúmenes de datos—, vas a valorar su apoyo como algo positivo y útil. También su capacidad para hacer seguimiento del tratamiento mediante herramientas automatizadas con reconocimiento de voz y lenguaje natural será una gran ayuda para ti y tu equipo.

Pero cuando la inteligencia artificial comience a cruzar ciertas fronteras dentro del terreno propiamente médico, la cosa se va a poner más compleja. Tengo el presentimiento de que eso va a suceder más en algunos ámbitos que en otros. Veamos por qué.

A los médicos no les gusta que cuestionen sus decisiones

La forma de ejercer la medicina varía mucho entre distintos sistemas de salud. En algunas regiones, el entorno es fuertemente jerárquico: un médico senior lidera al equipo, y varios médicos en formación lo siguen en distintas etapas de sus carreras. En otras regiones, en cambio, es común ver equipos formados por médicos de nivel similar que colaboran como pares.

En este segundo modelo, se valora mucho el trabajo en equipo: se comparten ideas, se debaten posibilidades y se toman decisiones en conjunto. Cuando hay desacuerdos, se busca llegar a un consenso o se decide por mayoría. En los sistemas más jerárquicos, aunque ha habido muchos cambios con el tiempo, el médico más experimentado suele mantener su rol de figura de autoridad.

En cualquiera de los dos enfoques, siempre hay alguien que destaca, el clásico "chico listo" del equipo, esa persona con un conocimiento sorprendente. Y no es raro que esto despierte tensiones cuando se percibe que su presencia desafía la autoridad o la competencia del resto.

Ahora pensemos en la introducción de una inteligencia artificial que, en ciertos aspectos, podría hacerlo mejor que los propios médicos. Ese mismo tipo de reacción emocional puede aparecer. Y no solo en los doctores con más experiencia. Incluso durante la etapa de formación puede resultar desmoralizante ver que la IA propone diagnósticos, ordena estudios o recomienda tratamientos que uno no había considerado. En cualquier caso, aprender a trabajar junto a una inteligencia tan poderosa requiere flexibilidad y madurez emocional.

¿La IA te hará sentir reemplazado, inútil o poco valorado?

Con su capacidad de aprender y mejorar rápidamente, la inteligencia artificial comenzará a proponer diagnósticos, sugerir estudios y tratamientos, e incluso a ajustar planes de atención en tiempo real, a medida que surjan nuevos datos.

Aunque en un inicio estas funciones se presenten como sugerencias o recomendaciones, no es difícil imaginar que puedan despertar sentimientos negativos. Muchos médicos podrían sentirse desplazados, cada vez menos relevantes. Incluso podría impactar su identidad profesional. Pensamientos como: *"Si ya no realizo las tareas que siempre identifiqué con ser médico, ¿qué soy ahora?"* o *"¿Solo estoy aquí para asistir a la IA?"* podrían empezar a rondar la mente, afectando la autoestima, la satisfacción con el trabajo y el sentido de propósito.

Si no estamos bien preparados, la llegada de la IA y la robótica no solo implicará una transformación en los roles y habilidades médicas. Podría generar un sentimiento de inutilidad, irrelevancia y despersonalización, con consecuencias profundas y destructivas para la vida profesional de muchos.

No estás de acuerdo con la IA... ¿y ahora qué?

También pueden surgir conflictos relacionados con cómo se maneja el delicado equilibrio entre poder, responsabilidad y consecuencias legales. El hecho de que la IA comience solo como una herramienta de apoyo, pero gane peso en el equipo gracias a su precisión y fiabilidad, puede alterar la dinámica entre profesionales.

Surgen entonces preguntas complejas sobre la responsabilidad cuando hay desacuerdos entre el médico y la inteligencia artificial. Si algo sale mal, ¿se juzgaría de forma distinta al médico según haya seguido o no las recomendaciones de la IA? ¿Y qué pasa si la IA se equivoca, el médico acierta, pero el sistema no aprende del error y lo repite?

Para navegar este nuevo escenario, como médico deberás asumir una actitud proactiva y adaptable. A medida que la IA gana terreno por su eficacia, será fundamental que te mantengas informado sobre lo que puede —y no puede— hacer. Esto implica comprometerte con una formación continua en tecnología, aprender a evaluar de forma crítica las recomendaciones que ofrece la IA, y promover un ambiente de diálogo abierto dentro del equipo de salud.

Comienza por impulsar la creación de normas claras sobre responsabilidad y consecuencias, asegurándote de que estos temas se traten de forma justa y transparente. Puedes también contribuir a construir una cultura de colaboración, en la que la IA sea vista como una herramienta útil, no como una amenaza, lo que ayudará a mantener el equilibrio de poder en el equipo médico.

En este nuevo contexto, podrás fortalecer tus habilidades para tomar decisiones al integrar la información que ofrece la IA, sin dejar de confiar en tu juicio clínico. De esta manera, seguirás brindando atención de calidad a los pacientes, mientras te adaptas a los cambios que transforman el ejercicio de la medicina.

La ineficacia social de la IA: ¿qué pasa cuando la tecnología se vuelve torpe?

La relación entre el médico, la inteligencia artificial y el paciente enfrentará nuevos retos, dependiendo de si la IA solo aparece en la pantalla del médico o si interactúa directamente con el paciente como una voz, un holograma o incluso un robot. Para empezar, ¿seguirás teniendo, como médico, la posibilidad de orientar al paciente sobre el mejor camino a seguir?

El comportamiento de la IA también podría generar situaciones inesperadas: ¿estará programada para ser empática y cuidadosa con sus palabras, o soltará lo primero que se le ocurra, arriesgándose a confundir o incomodar al paciente, y dejándote en una situación incómoda como profesional? ¿Tendrá una actitud insistente cuando crea tener razón y "exponga preocupaciones", o sabrá cuándo es momento de escuchar, rectificar, cambiar de postura, disculparse y pedir apoyo al equipo médico?

Dado que la IA es una creación humana, es muy probable que reproduzca todo tipo de conductas humanas. A ti te lleva años aprender a ser diplomático, prudente e inteligente, a saber cuándo hablar y cuándo guardar silencio, a elegir bien tus batallas. Con el tiempo desarrollas un repertorio de estilos y estrategias de comunicación que utilizas según lo que la situación clínica requiera.

Si la IA va a imitar lo que los médicos aprendemos, habrá que tener mucho cuidado con las fuentes de las que obtiene sus aprendizajes. En lugar de adaptarse a tu forma de comunicar, podría actuar de forma rígida, torpe o fuera de lugar. La gran pregunta es hasta qué punto se prueba esta tecnología en simulaciones antes de aplicarla en contextos reales.

Ya se están desarrollando algoritmos avanzados capaces de interpretar emociones humanas a partir de expresiones faciales, lenguaje corporal e incluso el tono de voz. Por eso, en teoría, la IA podría contar con herramientas para adaptar su comportamiento. Algunos avances en inteligencia artificial y robótica han llamado bastante la atención en los medios, como es el caso de los robots humanoides Ameca y Sophia.[3]

¿Y si hay que apagar a la IA?

La forma en que médicos y pacientes interactúan con robots plantea un conjunto nuevo de desafíos. Estas interacciones pueden generar reacciones emocionales como duda, miedo o rechazo.

El diseño, la apariencia y el comportamiento general de un robot juegan un papel clave para que tanto médicos como pacientes se sientan más cómodos. Por ejemplo, algunas personas prefieren tratar con un

3 Un artículo interesante que muestra los robots humanoides más populares puede leerse aquí: https://builtin.com/robotics/humanoid-robots

robot que tenga un rostro parecido al humano, mientras que otras se sienten más tranquilas si el robot tiene una forma humanoide pero sin intentar parecerse demasiado a una persona real.

La seguridad es otra preocupación importante en los entornos clínicos. Cuando se trata de asistentes virtuales o hologramas, suele tranquilizar saber que, en caso extremo, puedes simplemente desconectar un cable o presionar un botón de apagado. Pero, ¿qué pasa cuando la inteligencia artificial no tiene un botón para apagarla? ¿Cómo se "desconecta" un robot físico?

Tal vez te dé cierta tranquilidad recibir capacitación para dar comandos específicos, sabiendo que serán obedecidos, o tener a la mano un control remoto. Sin embargo, las experiencias del pasado pueden hacerte dudar de que estas medidas funcionen siempre como deberían. Después de todo, ¿cuántas veces has tenido que desenchufar un aparato que dejó de responder? Tener la posibilidad de controlar manualmente un botón de encendido o apagado sigue siendo una idea que reconforta y que no debe subestimarse.

Cuando la IA se convierte en el médico: ¿qué pasa con tu carrera?

A medida que la inteligencia artificial y la robótica avanzan en su capacidad para diagnosticar, investigar y tratar casi todo, surge una pregunta inevitable: ¿seguirá siendo necesario el médico tal como lo conocemos? Podrías presenciar un cambio progresivo en tus funciones y habilidades, o enfrentar una disrupción abrupta que ponga en jaque tu empleo y hasta tu identidad profesional. El futuro de la medicina puede traer una transformación emocionante... o un desafío difícil de enfrentar. La verdadera cuestión es: ¿qué tan preparado estás para lo que viene?

Imagina una IA como tu compañera permanente, que te permite —como médico generalista— diagnosticar y tratar enfermedades que antes requerían especialistas. Podrías comenzar a incursionar en campos tradicionalmente dominados por otros. Al mismo tiempo, los especialistas podrían centrarse más en habilidades técnicas y tecnologías avanzadas, al menos hasta que esas también sean asumidas por robots. ¿Y tu rol como cirujano? Es posible que los diagnósticos sean completamente automatizados, y que tú solo te dediques a perfeccionar habilidades técnicas específicas... o que incluso esas terminen en manos de las máquinas.

A medida que la IA se haga cargo de más tareas de atención primaria y la tecnología remota elimine barreras tradicionales, las funciones entre la atención básica y la especializada cambiarán radicalmente. Si eliminamos las diferencias de formación y función —porque seamos sinceros, la IA nos superará en conocimiento— ¿qué distingue entonces a cada profesión? La respuesta está en el acceso a la tecnología, al espacio físico como los hospitales, y a la experiencia clínica... todo lo cual la IA está a punto de transformar.

Se avecina una revolución en la educación médica que podría fusionar algunas especialidades, eliminar otras y dar origen a disciplinas completamente nuevas. Imagina un futuro donde un solo tipo de médico se encargue tanto del diagnóstico como del tratamiento, borrando la línea entre medicina interna y cirugía general. Al mismo tiempo, otros profesionales podrían especializarse en procedimientos técnicos, no según el cuerpo humano, sino según la tecnología que utilicen: endoscopios, nanobots o robots quirúrgicos.

Este cambio no tiene por qué significar pérdida de empleos, sino más bien una redistribución de funciones. Los médicos de atención primaria podrían acceder a herramientas de medicina de precisión para la prevención y el diagnóstico temprano, mientras la IA se encarga de enfermedades menores, cuidados crónicos y seguimientos, sin importar fronteras. Lo importante es preguntarte: ¿cómo vas a adaptarte a un mundo donde la IA no solo te asiste, sino que quizá te supere? El futuro no está por venir: ya llegó. ¿Estás listo para reinventar tu carrera?

¿Nos dirigimos hacia un futuro donde los médicos pierden su esencia?

Con la educación médica enfrentando una necesaria transformación profunda y la inteligencia artificial cada vez más capaz de hacer "cosas de médicos", surge la tentación de acortar y simplificar la formación profesional. Pero esto conlleva un riesgo considerable: que los médicos pierdan habilidades fundamentales con el paso del tiempo.

¿Por qué sería esto un problema serio?

Si la IA y los robots cumplen con sus funciones, todo bien. Pero ¿qué pasa si de pronto dejan de hacerlo? No se trataría necesariamente de una falla técnica o un ciberataque. Podría ser algo inesperado, como un apagón prolongado provocado por una guerra, el cambio climático o incluso una tormenta solar. Depender exclusivamente de la tecnología para brindar atención médica sería imprudente… y peligroso.

Para ti, como médico, mantener ciertas habilidades puede volverse difícil si dejas de practicarlas con frecuencia, pero es vital tener un "plan B" por si acaso. Tampoco puedes darte el lujo de debilitar tu pensamiento crítico ni confiar ciegamente en lo que diga una IA. De lo contrario, ¿quién detectará sus errores o sabrá cuándo algo no anda bien?

A medida que te adentras en esta nueva era dominada por la IA y la robótica, es fundamental que reflexiones sobre lo que podrías estar dejando atrás. ¿Estás cediendo, poco a poco, la agudeza, la intuición y la capacidad de análisis que te definen como médico?

Las herramientas del futuro pueden ser muy potentes, pero está en tus manos usarlas para potenciar tus habilidades, no para reemplazarlas. Sigue puliendo tu criterio, cuestiona lo establecido y mantente conectado con el arte de la medicina. De lo contrario, no solo podrías perder tu ventaja profesional... sino también la esencia misma de lo que significa ser médico.

El riesgo de perder el rumbo moral en la medicina

A medida que avances en el futuro de la medicina, surgirán inevitables cuestionamientos sobre ética y moral. Estos valores, profundamente enraizados en la cultura y las creencias humanas, son subjetivos por naturaleza y no se pueden reducir fácilmente a líneas de código. Una inteligencia artificial sin supervisión podría llegar a ignorar los principios éticos que los médicos siempre han defendido, adoptando en su lugar una lógica utilitarista, en la que sacrificar a unos pocos por un supuesto bien mayor parecería justificable.

Como médico, jamás aceptarías que una IA proponga algo abiertamente inmoral o contrario a la ética. Sin embargo, si no nos aseguramos de que las voces médicas[4] impulsen la total transparencia e integren principios humanos en estas tecnologías, corremos el riesgo de que ciertos dilemas éticos pasen inadvertidos.

Proteger los valores fundamentales de la humanidad es crucial, porque sin esas garantías sería imposible construir una relación de confianza entre tú, como profesional de la salud, y la inteligencia artificial. Tu labor no se limita a ejercer la medicina: también implica salvaguardar los principios morales que la sustentan.

LAS COMPLEJIDADES DE CONECTAR LA INTELIGENCIA ARTIFICIAL DIRECTAMENTE CON EL CEREBRO HUMANO

La frontera más ambiciosa de la medicina podría estar a punto de cruzarse: integrar la inteligencia artificial de forma directa con el cerebro humano. Probablemente ya hayas oído hablar de los experimentos con implantes cerebrales, pero también están avanzando métodos no

4 Lee más en "El arte de dar retroalimentación significativa", en mi libro *La voz del médico*.

invasivos que buscan captar y estimular la actividad cerebral para lograr una conexión completamente bidireccional.

Como médicos, la mayoría de ustedes dudaría en someterse a un implante cerebral, sobre todo en esta etapa tan temprana de desarrollo. Sin embargo, muchos podrían estar dispuestos a explorar técnicas no invasivas, siempre y cuando existan suficientes pruebas que demuestren su seguridad. Es natural que la principal preocupación sea el riesgo de daño cerebral. Más allá de eso, la idea de que una inteligencia artificial pueda alterar de forma permanente el contenido de tu mente —borrando, modificando o incluso controlando pensamientos, creencias o reacciones— resulta profundamente inquietante.

La posibilidad de leer pensamientos abre una serie de dilemas éticos y de privacidad. Nadie quiere que sus pensamientos más íntimos salgan a la luz, a menos que la sociedad sufra un cambio profundo en la forma en que percibe lo humano, alejándose de ideales irreales e inalcanzables.

La adopción de una interfaz entre cerebro e IA en el ámbito médico plantea desafíos muy complejos. Uno de los impactos más radicales podría ser en nuestra noción de identidad y singularidad. ¿Cómo valoraremos nuestros recuerdos, habilidades adquiridas, conocimientos, esfuerzo o talento, en un mundo donde todo eso puede ser amplificado o incluso reemplazado por medios artificiales?

Ciertas habilidades o talentos, especialmente los que requieren transformaciones anatómicas en el cuerpo o el cerebro, podrían ser transferibles solo hasta cierto punto. Por ejemplo, podrías "descargar" el conocimiento para tocar el violín, pero sin el desarrollo físico y neurológico correspondiente, llegar a ser un virtuoso seguiría exigiendo muchas horas de práctica y adaptación neuronal.

Los desafíos que vienen no son solo técnicos: también son profundamente filosóficos. Nos obligan a replantearnos qué significa realmente ser humano en esta nueva era dominada por la inteligencia artificial.

Cuando la IA se conecta al cerebro: ¿todavía habrá lugar para los médicos?

A medida que la inteligencia artificial se integra directamente con el cerebro humano, el panorama de la medicina podría transformarse por completo. Imagina un mundo en el que cualquier persona pueda descargar al instante los conocimientos y habilidades necesarias para ser médico, sin necesidad de años de estudio. En ese escenario, ¿cuál sería tu papel? ¿Seguiría siendo necesaria la figura del médico o todos accederíamos a una base universal de conocimiento médico cuando lo necesitáramos?

La idea de adquirir cualquier habilidad o conocimiento de forma instantánea resulta tan fascinante como inquietante. ¿Qué harías con ese potencial ilimitado? ¿Saltarías de una especialidad a otra, probando nuevas capacidades solo porque puedes? ¿O la novedad se desvanecería con el tiempo, llevándote a buscar un propósito más profundo en tu trabajo? Es probable que, incluso en ese mundo, te sintieras atraído por ciertas áreas que resuenan contigo, con tus inclinaciones naturales y tus pasiones, moldeadas por tu genética y tu experiencia de vida.

Incluso si el conocimiento médico estuviera al alcance de todos, siempre hará falta gente con verdadera vocación de servicio. Tu profesión podrá transformarse, pero la esencia de lo que haces —cuidar, empatizar, sanar— seguirá siendo valiosa. Eso sí, los desafíos no desaparecerán. Tendrás que adaptarte a una realidad en la que tus pacientes podrían manejar parte del mismo conocimiento médico que tú, lo que podría equilibrar inesperadamente el terreno de juego.

Sin embargo, esto también podría facilitarte algunas cosas. Hoy en día, lidias con pacientes que llegan con ideas preconcebidas o información dudosa. En el futuro, ese conocimiento compartido podría mejorar la comunicación y la toma de decisiones. El escenario será complejo, pero tu rol como médico seguirá siendo esencial, aunque de formas nuevas y cambiantes.

¿Cómo te estás preparando para enfrentar ese futuro?

Cómo abordar los desafíos éticos y de privacidad en la integración entre IA y cerebro

Al pensar en el futuro de la medicina, la posibilidad de conectarse directamente con el cerebro de un paciente abre puertas extraordinarias, pero también plantea desafíos éticos y de privacidad sin precedentes. Imagina poder diagnosticar con una precisión nunca antes vista, accediendo a las sensaciones corporales del paciente y logrando una claridad instantánea, muy distinta del complejo proceso actual de recolectar antecedentes clínicos.

Si pudiéramos aprovechar la vasta cantidad de información sensorial que el cerebro recibe de forma continua —datos que normalmente pasan desapercibidos a nivel consciente— y procesarla mediante inteligencia artificial, podríamos detectar problemas de salud al instante, sin necesidad de pruebas invasivas o prolongadas. Esto revolucionaría la forma en que diagnosticamos y tratamos, elevando la medicina a un nivel completamente nuevo.

Pero antes de que un acceso tan profundo a los datos del cerebro sea una realidad, será imprescindible establecer normas estrictas. Se deberán implementar protecciones claras para resguardar los recuerdos, pensamientos, miedos y traumas de los pacientes, permitiendo su acceso únicamente cuando sea necesario para el tratamiento, con un consentimiento informado explícito y protocolos sólidos de confidencialidad. Las implicaciones éticas se vuelven aún más complejas al contemplar la posibilidad de una comunicación directa entre cerebros, más allá de la simple telepatía. Las oportunidades son enormes, pero también lo son los riesgos.

Sin protecciones firmes, existe el peligro de que los pensamientos más íntimos, recuerdos o creencias de una persona sean expuestos y usados de forma indebida, con consecuencias devastadoras. Imagina lo que significaría ser etiquetado injustamente como inestable, peligroso o incluso criminal, simplemente por pensamientos privados. Esa clase de juicios podría arruinar carreras, destruir reputaciones e incluso derivar en problemas legales, chantajes o aislamiento social.

Como médico, estarás en la primera línea de estos dilemas. ¿Cómo enfrentarás esta nueva frontera? ¿Cómo garantizarás que los impresionantes avances en inteligencia artificial y neurotecnología se apliquen de forma ética, sin comprometer la privacidad ni la dignidad de tus pacientes?

El futuro trae consigo un potencial inmenso, pero también exige una mirada crítica y consciente para proteger lo que nos hace humanos.

Los peligros ocultos del control de pensamiento en el futuro de la medicina

Enfrentemos una realidad que muchos prefieren evitar: negar que todo ser humano alberga tanto pensamientos positivos como negativos no solo es poco realista, sino también hipócrita. Sin embargo, como médicos, ustedes se desenvuelven en sociedades que tienden a ver a las personas y situaciones en términos absolutos, clasificándolas como "buenas" o "malas", sin espacio para los matices.

Es hora de reconocer que todos tenemos un mundo interno complejo, donde coexisten ideas contradictorias. Lo que realmente importa es cuáles de esos pensamientos decidimos convertir en acciones y cómo adaptamos nuestro comportamiento a las normas sociales. Adoptar una mirada más honesta y pragmática sobre los propios procesos mentales puede prepararlos mejor para enfrentar los desafíos éticos que traen tecnologías emergentes como las interfaces cerebro-IA.

Imagina un futuro en el que cualquier pensamiento —bueno, malo o ambiguo— pueda ser accesado y analizado. Si no hay un cambio cultural que normalice la existencia de pensamientos negativos, podríamos caer en una sociedad donde se juzga a las personas no por sus actos, sino por sus ideas privadas. Un ejemplo extremo, pero pertinente, es la idea de que todos han tenido pensamientos o fantasías que, si se llevaran a cabo, serían delitos. Pero solo quien los ejecuta es un criminal, no quien los piensa.

Este reto se vuelve aún más complejo en un mundo donde escarbar en el pasado de alguien —una conversación olvidada, una foto antigua— se ha vuelto un instrumento de difamación o chantaje. El campo de la medicina tiene la responsabilidad de liderar un cambio cultural que valore el crecimiento personal y la evolución, en lugar de castigar a las personas por pensamientos que jamás se convirtieron en acciones.

En un momento donde los avances tecnológicos superan todo precedente, ¿cómo protegerás la humanidad de tus pacientes —y la tuya propia— frente a una cultura que juzga con rapidez? Esta es una pregunta que no solo exige tu conocimiento clínico, sino también tu liderazgo ético.

Invasión: los peligros de la integración del cerebro IA para los médicos

Seamos sinceros: incluso en un mundo donde ya no existan el juicio ni la culpa, igual querrías controlar quién accede a tus pensamientos. Al fin y al cabo, tus pensamientos son una de las partes más íntimas y personales de tu ser. Compartirlos puede hacerte sentir más expuesto y vulnerable que cualquier otra cosa—tal vez incluso más que mostrar tu cuerpo o tener intimidad física.

La idea de que alguien—cualquiera—tenga acceso sin restricciones a tu mundo interior resulta inquietante. Aun sin temor al juicio, no querrías que alguien fuera de tu "círculo de confianza" se asome a tu mente. Sentir que ese santuario mental ha sido invadido puede vivirse como una violación, incluso más grave que algo físico.

Ahora imagina cómo se traslada todo esto a tu práctica médica. Claro, podrían darse casos en los que acceder con más profundidad a los pensamientos y emociones de un paciente resulte útil, por ejemplo, si trabajas como psiquiatra o psicólogo en el futuro. Con un consentimiento informado adecuado y acceso limitado en tiempo y forma, eso podría ser ético e incluso beneficioso. Pero durante una consulta rutinaria por una dolencia física, no hay necesidad de llegar tan lejos. En ese contexto, el acceso debería restringirse a las sensaciones corporales y estados emocionales generales.

Cuanto más piensas en estos posibles escenarios, más evidentes se vuelven las complejidades. La era de la inteligencia artificial y la robótica traerá sin duda grandes desafíos para tu profesión. Si no estás bien preparado, las consecuencias podrían ser graves: menor productividad, sensación de estar quedando obsoleto, daño a tu reputación o carrera, e incluso una posible salida de muchos profesionales del campo médico.

Si bien los cambios en tu trabajo, en la educación médica y en los modelos de atención en salud son inevitables, hay algo que no cambia: el mundo siempre necesitará médicos como tú. Pero si ignoramos los riesgos que trae la IA, podríamos enfrentar consecuencias sin precedentes, con el potencial de causar un daño irreversible a la profesión médica.

Preparase no es solo importante. Es imprescindible.

En el próximo capítulo, profundizaré en más desafíos y riesgos desde una mirada más amplia. Acompáñame mientras analizo cómo la IA y la robótica en la atención médica podrían afectar negativamente no solo a los pacientes, sino también a las organizaciones de salud y mucho más allá.

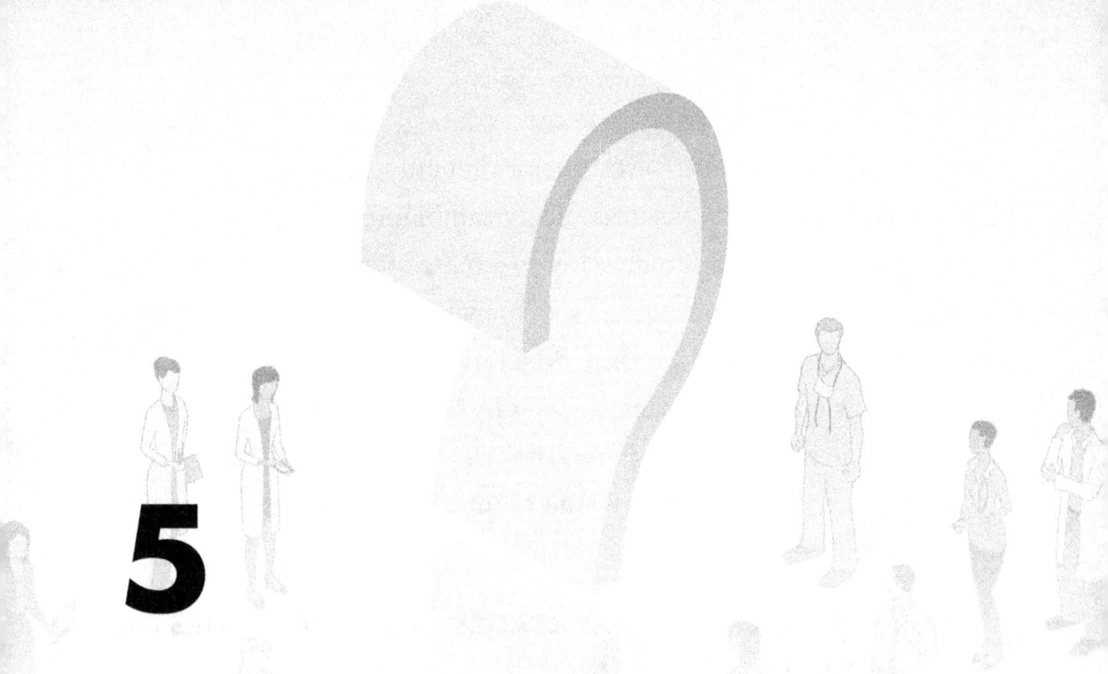

5

ANTICIPARSE A LOS NUEVOS RETOS MÉDICOS

Semper metuendo sapiens evitat malum
(El sabio, al ser siempre precavido, evita el infortunio).

—Publilio Siro, *Sententiae*

Bienvenido al Capítulo 5. En estas páginas nos adentramos en los desafíos del futuro que podrían transformar, e incluso redefinir, tu entorno profesional como médico. A medida que la inteligencia artificial avanza a pasos agigantados, la medicina se encuentra al borde de una transformación profunda que promete grandes oportunidades, pero también plantea retos importantes. En este capítulo, vas a explorar las complejidades emergentes de incorporar tecnologías como la IA, la robótica y las interfaces cerebro-máquina en tu práctica diaria. Anticiparte a estos desafíos te permitirá estar mejor preparado para desenvolverte en un entorno cada vez más dinámico y cambiante.

A lo largo de este capítulo, te invito a reflexionar sobre cómo estas innovaciones podrían impactar no solo tu manera de ejercer la medicina, sino también el significado mismo de ser médico en los años por venir. Profundizarás en las implicancias de la IA en la vida de tus pacientes, los riesgos que representa para los sistemas de salud, y más allá.

¿Estás listo para mirar de frente al futuro? Vamos a descubrir lo que se avecina.

ENFRENTANDO LAS DIFICULTADES DE LOS PACIENTES EN LA ERA DE LA IA Y LA ROBÓTICA

Ahora ampliemos el enfoque. Más allá del impacto que estas tecnologías puedan tener en los médicos, es crucial mirar hacia los posibles desafíos que enfrentarán los pacientes. Propongo que, como médicos, veamos estas dificultades no como obstáculos, sino como oportunidades para crecer y aprender. Adoptar esta mentalidad puede ayudarnos a adaptarnos mejor al nuevo panorama que se está formando en el ámbito de la salud.

Fobia y ansiedad de los pacientes frente a la IA y la robótica

A medida que la inteligencia artificial y la robótica se integran más profundamente en el ámbito de la salud, muchos pacientes podrían experimentar emociones negativas intensas motivadas por múltiples factores: miedo a lo desconocido, desinformación, fobias, teorías conspirativas, experiencias previas negativas o incluso la influencia de la ficción y los medios de comunicación. Estas emociones pueden provocar el rechazo a tratamientos que involucren estas tecnologías, la retirada del consentimiento, una mayor ansiedad o dudas frente a decisiones médicas.

Aunque fobias como el miedo a las agujas o la claustrofobia afectan hoy solo a una minoría, existe un riesgo real de que surja una "fobia a la IA y los robots" de alcance masivo. Temores de este tipo podrían socavar los beneficios que estas tecnologías ofrecen y limitar el acceso de los pacientes a una atención de calidad.

Formar a médicos y profesionales de la salud para que desarrollen relaciones de confianza y una interacción armónica con la inteligencia artificial es un objetivo alcanzable. Pero educar a toda la población para prevenir la ansiedad relacionada con estas tecnologías representa un reto mucho mayor, uno que los expertos en salud pública conocen muy bien. En la práctica, gran parte de esa educación y contención ocurrirá durante el mismo acto médico, de forma similar a como sucede hoy con otras campañas de información en salud.

A pesar de que existen herramientas como folletos y personal dedicado a la educación sanitaria, el médico seguirá teniendo un papel clave en la labor de informar a sus pacientes sobre el uso de la inteligencia artificial en la atención médica. Generar confianza y establecer una buena relación terapéutica seguirá siendo una parte esencial de tu labor como profesional, un tema que profundizaremos en el Capítulo 7.

Cuando la paranoia se cruza con la medicina asistida por IA y robots

Como médico, podrías enfrentarte a desafíos importantes al atender pacientes que padecen psicosis, especialmente aquellos que presentan ideas paranoides. Estas personas suelen tener la creencia de que están siendo vigiladas, escuchadas o grabadas, o que alguna tecnología está interfiriendo en sus pensamientos o controlando sus acciones.

¿Cómo abordamos el hecho de que, efectivamente, emplearemos tecnologías basadas en IA que escuchan, observan y monitorean? Por supuesto, intentaremos evitar cualquier exposición directa a aquello que despierte sus temores, pero lo cierto es que no siempre podemos prever qué elementos podrían detonar su paranoia.

Imagina a un paciente con estas características entrando a un área de emergencias altamente tecnificada: podría vivirlo como una experiencia profundamente traumática. Recuperar su confianza después de una situación así puede ser una tarea extremadamente difícil.

Un factor inquietante: cuando la IA y los robots provocan rechazo en los pacientes

Como médico, probablemente ya sabes que la percepción de los pacientes cambia drásticamente cuando la inteligencia artificial deja de ser solo una voz o un software en una pantalla y adopta una forma física, ya sea como holograma o robot. Es posible que ya estés viendo imágenes y videos generados por IA con un nivel de realismo sorprendente, y con los avances en holografía, se avecina un futuro en el que los hologramas no necesitarán pantallas, volviéndose más realistas que nunca.

Lo interesante es que distintos desarrolladores de robots han tomado enfoques muy distintos. Algunos buscan una apariencia casi humana, mientras que otros prefieren diseños claramente mecánicos pero amigables. Las investigaciones sobre la interacción humano-robot, especialmente en entornos médicos, muestran una tendencia clara: los pacientes suelen preferir robots con apariencia humana cuando se trata de brindar apoyo emocional o social, pero confían más en los robots con diseño mecánico para tareas técnicas, ya que los asocian con precisión y eficiencia.

Sin embargo, hay un fenómeno que debes tener muy presente: el llamado "valle inquietante". Según el artículo de Wikipedia titulado *Uncanny valley,* este efecto describe el rechazo instintivo que sentimos frente a robots que se ven casi humanos... pero no del todo. Los pacientes tienden a sentirse más cómodos con robots que se ven claramente no humanos, o con aquellos que se asemejan mucho a una persona real. Lo que se encuentra en medio de esos extremos suele generar incomodidad.

La respuesta de los pacientes frente a los robots también varía según su edad, el nivel de familiaridad con la tecnología y su estado cognitivo. Por ejemplo, algunos estudios indican que las personas con demencia son más sensibles a este efecto del valle inquietante, mientras que los adultos mayores suelen sentirse más tranquilos con robots que tienen un diseño mecánico, ya que les resultan más predecibles y menos confusos.

A medida que incorpores IA y robótica a tu práctica médica, comprender estas sutilezas será fundamental para asegurar que tus pacientes se sientan cómodos, atendidos y acompañados, y no incómodos o perturbados.

Los desafíos del vínculo entre pacientes, inteligencia artificial y robots

El mundo de la salud está cambiando rápidamente, y con él, la relación tradicional entre médico y paciente. La llegada de la IA y los robots está transformando esa dinámica de uno a uno: ahora te enfrentas a un escenario en el que tus pacientes ya no solo interactúan contigo, sino también con asistentes inteligentes en forma de hologramas, robots u otras tecnologías avanzadas. Este nuevo "equipo" presenta desafíos inéditos tanto para ti como para tus pacientes.

Uno de ellos es que tu asistente con IA puede parecer, en ciertos momentos, más inteligente que tú. Desde la perspectiva del paciente, ¿seguirá viéndote como la autoridad médica o empezará a confiar directamente en la IA? ¿Tú te sentirás en control de la situación? ¿Qué pasaría si tú y la IA ofrecieran recomendaciones distintas? ¿A quién decidiría seguir el paciente? Estas situaciones podrían generar una pérdida de confianza hacia el sistema de salud en su conjunto.[5]

Con la integración cada vez mayor de la IA en los servicios médicos, surge una pregunta importante: cuando un paciente necesita contención emocional, ¿cómo reaccionará al saber que hay una IA presente en la consulta? ¿Le dará tranquilidad o provocará cierta incomodidad?

También es posible que los roles se redefinan. ¿Preferirán los pacientes que la IA se encargue del análisis y las soluciones prácticas, mientras tú ofreces el lado humano y emocional? ¿O querrán que tanto tú como la IA tengan un enfoque empático y cuidadoso?

Otra interrogante interesante es cómo reaccionarán ante un lenguaje compasivo usado por la IA. ¿Lo verán como algo reconfortante o lo sentirán forzado, incluso falso? Y más aún: ¿importará el contexto? ¿Será diferente si esa interacción ocurre durante una consulta presencial, en una videollamada o a través de un robot de asistencia en casa?

Estas preguntas son clave en este momento en el que los profesionales de la salud están repensando el cuidado del paciente en una era cada vez más tecnológica. Comprender las sutilezas emocionales de esta nueva interacción será fundamental para que la tecnología sume, en lugar de restar, a la experiencia del paciente.

Enfermos y solos con máquinas: el futuro del cuidado médico y la conexión humana

Como médico, sabes que la conexión humana tiene un poder profundo en el proceso de sanar. No se trata solo de tratamientos o recetas. El vínculo que estableces con tus pacientes influye directamente en su recuperación y en su bienestar general. Pero mientras avanzamos hacia un futuro donde la inteligencia artificial y las máquinas se integran

5 No es raro que los pacientes, cuando reciben mensajes contradictorios, reaccionen de esta manera.

cada vez más en el cuidado de la salud, vale la pena preguntarse: ¿es realmente posible reemplazar ese lazo emocional con una IA que, por ahora, no tiene emociones ni consciencia?

La relación médico-paciente siempre ha sido un pilar fundamental para obtener buenos resultados de salud, mucho más allá del efecto placebo. Los lazos humanos significativos —ya sea con una pareja, amistades o un profesional de la salud empático— están asociados a una vida más larga y saludable. En contraste, la soledad y el aislamiento[6] están vinculados a peores desenlaces médicos y una menor calidad de vida.

Aunque la tecnología ha traído avances extraordinarios, debemos considerar que sustituir los vínculos humanos por máquinas podría ser más perjudicial que beneficioso. Privar a los pacientes de ese contacto humano esencial podría incluso anular las ventajas que la IA y la robótica buscan ofrecer.

Al seguir abrazando el futuro de la medicina, no olvidemos el valor insustituible de la conexión humana. No se trata solo de tratar enfermedades, sino de cuidar personas. Y eso implica asegurarnos de que ningún paciente se sienta enfermo, viejo y solo, acompañado únicamente por una máquina.

¿Confiarían los pacientes en una inteligencia artificial?

Como médico, sabes que la relación con tus pacientes se basa en la confianza, y que la confidencialidad es su piedra angular. Esta regla no escrita es tan importante como cualquier norma profesional: les da a tus pacientes la certeza de que pueden hablar con libertad, como si se confesaran con un sacerdote. Pero aquí va la pregunta: ¿tus pacientes confiarían en una IA para contarle su historia? Después de todo, saben que esa "cosa" está conectada a un sistema más grande… tal vez incluso a internet.

6 Consulta el libro *#Soledad: El virus de la era moderna* de Tony Jeton Selimi.

Piensa en cómo, en ocasiones, los pacientes prefieren hablar con ciertos miembros del equipo con quienes se sienten más cómodos para compartir temas delicados. ¿Cómo manejarías esa dinámica si hubiera una IA presente en la sala? ¿La apagarías? ¿La sacarías del consultorio? ¿Desconectarías el micrófono? ¿O le pedirías en broma que "se tape los oídos"? Las consecuencias podrían ser graves si el paciente siente que no puede expresarse con total sinceridad.

Si vas a integrar herramientas de inteligencia artificial en tu práctica médica, es fundamental que pienses en cómo pueden afectar la confianza que tus pacientes depositan en ti. Hacer que se sientan seguros al interactuar contigo —y con cualquier sistema de IA involucrado— no es solo importante: es clave para brindar una atención de calidad.

Lo desconocido detrás de la IA: Cómo abordar conductas ilógicas en los pacientes

Tú sabes que tratar con pacientes no sigue una línea recta, lógica ni predecible. A veces reaccionan de forma inesperada, irracional o incluso toman decisiones que no son las mejores. En esas situaciones, necesitas dedicar tiempo y energía a comprender qué está pasando en su mente. ¿Será que no entendió bien? ¿Estará ansioso? ¿Habrá algo externo que lo está afectando?

Parte de tu trabajo consiste en evaluar si el paciente está en condiciones de decidir por sí mismo, si está a punto de tomar una mala decisión o si deberías intervenir por su bien. Cuando alguien opta por algo que te preocupa —como irse sin recibir tratamiento—, muchas veces buscas un punto medio: una solución que, aunque no sea perfecta, sea mejor que no hacer nada. Tal vez programes una cita de seguimiento, involucres a otra persona o dejes abierta la puerta para conversar más adelante, cuando el paciente esté emocionalmente más estable. En esencia, usas tu creatividad para conectar con lo que esa persona necesita, mostrando empatía, interés y disposición a encontrar juntos un camino posible, sin imponer tu visión.

Ese tipo de comprensión sutil podría estar fuera del alcance de una IA. Este tipo de tecnología puede interpretar estas interacciones como ineficientes, una pérdida de tiempo… e incluso "cerrar el caso" si el paciente rechaza ayuda una o dos veces. Este es un desafío serio cuando hablamos de incorporar IA en el ámbito de la salud: nos recuerda que el cuidado humano, con toda su complejidad y empatía, sigue siendo insustituible.

¿Puede la inteligencia artificial comprender realmente la complejidad de la experiencia humana?

La IA aún tiene dificultades para evaluar el impacto emocional que un diagnóstico, una prueba, un procedimiento o un tratamiento pueden tener en una persona. No se trata solo de procesar datos: implica captar señales sutiles, como anticipar que un paciente tal vez no siga las indicaciones médicas o decida evitar por completo un examen o tratamiento.

A menudo, eso requiere que dediques más tiempo a entender por qué un paciente cree que ciertos medicamentos funcionan y otros no, y luego encontrar la forma de superar esas barreras.

En algunos casos, las creencias equivocadas están tan arraigadas que no se pueden cambiar de inmediato. Pero como médicos, muchas veces encontramos alternativas seguras y eficaces que se ajustan mejor a la visión del paciente. El comportamiento humano está lleno de matices que no pueden preverse del todo ni organizarse en esquemas rígidos. Lo que funciona con una persona puede no servir con otra. Y ahí es donde entra en juego ese enfoque único y personalizado que solo un médico humano puede ofrecer.

Por eso, tu profesión tiene futuro, incluso en un mundo donde la inteligencia artificial es cada vez más poderosa. Por ahora, ninguna

IA puede replicar la profundidad de comprensión ni la capacidad de adaptación que requiere una atención verdaderamente humana.

Los peligros ocultos de los sesgos en la atención médica basada en IA

Como médico, conoces bien la complejidad de las relaciones con los pacientes y los matices que moldean cada encuentro. Pero, ¿te has puesto a pensar cómo la inteligencia artificial podría introducir o reforzar sesgos que tal vez ni siquiera percibes? La IA puede heredar esos sesgos y terminar actuando de forma distinta según ciertas características del paciente.

Aunque tal vez ya hayas tomado medidas para evitar que una IA exprese actitudes racistas de forma directa, hay otros sesgos más sutiles que pueden pasar desapercibidos. Por ejemplo, si los estudios en los que se basa la IA no incluyeron suficiente diversidad étnica, sus conclusiones podrían aplicarse de forma errónea a pacientes que no se ajustan al perfil original del estudio.

El tema de los sesgos sigue siendo un desafío en el ámbito de la salud, y si no somos cuidadosos, la IA podría agravar ese problema en lugar de ayudarnos a resolverlo. Por eso es tan importante evaluar cuidadosamente la presencia de sesgos en estos sistemas, no solo en lo relacionado con raza o etnia, sino también con aspectos como el nivel socioeconómico, la educación, el estilo de vida, el consumo de sustancias, el tabaquismo, la orientación sexual, el género, el empleo, la situación de calle, la religión, las creencias, la cultura y las preferencias personales. Hay muchas formas en que una IA podría, sin quererlo, aprender a tratar injustamente a ciertos pacientes.

Si vas a incorporar IA en tu práctica, es fundamental que te mantengas alerta y con una actitud crítica sobre cómo esta tecnología puede influir en tu relación con los pacientes. Al final, el propósito de la inteligencia artificial es mejorar la atención médica, no debilitarla con prejuicios invisibles.

La responsabilidad está en tus manos: asegurar que la IA esté al servicio de la equidad, la justicia y una atención verdaderamente personalizada para cada persona que entra a tu consultorio.

¿Será capaz la inteligencia artificial de comprender las opiniones de los pacientes y adaptar su comportamiento?

Cuando hablamos del aprendizaje de la IA, solemos centrarnos en su capacidad para analizar datos, estudios y experiencias clínicas. Pero hay otro aspecto fundamental que muchas veces pasa desapercibido: su habilidad para escuchar y reflexionar sobre la retroalimentación compleja que viene de los propios pacientes. Como médico, sabes que cuando un paciente está insatisfecho, lo que necesita —ante todo— es sentirse escuchado. Ese mensaje puede venir en forma de una queja, un comentario, una expresión facial, una ausencia en una cita o incluso una observación aparentemente trivial.

Si la IA no está diseñada para interpretar, procesar y aprender de estas señales —aunque no haya habido un error médico explícito— la confianza del paciente en el sistema de salud puede deteriorarse. No basta con acertar en el diagnóstico o el tratamiento; lo verdaderamente importante es comprender la experiencia del paciente y responder de forma empática e inteligente.

Para que la implementación de la IA sea segura y eficaz, los sistemas de salud deben estar preparados para escuchar y adaptarse a lo que los pacientes expresan, tal como tú lo haces cada día para preservar la confianza en la atención médica.

LOS LÍMITES DE LAS ANTIGUAS REGULACIONES EN UN SISTEMA DE SALUD QUE CAMBIA A TODA VELOCIDAD

En esta nueva era, donde la inteligencia artificial y la robótica ocupan un lugar cada vez más central en la medicina, hay un tema urgente que no podemos ignorar: las normativas actuales están obsoletas y no alcanzan para enfrentar los desafíos que se avecinan. Como médico, sabes que una regulación mal diseñada no solo complica tu trabajo: puede poner en juego tu carrera, tu reputación e incluso tu situación legal.

Imagina que te enfrentas a un proceso judicial o a un conflicto con el seguro porque una IA cometió un error, y aun así tú cargas con la responsabilidad, aunque no tengas ningún control sobre el diseño o la programación del sistema. ¿Qué ocurre si el fabricante de esa IA se deslinda de toda culpa y tú, junto a tu organización, deben enfrentar las consecuencias? Esta falta de claridad puede generar situaciones en las que se culpa injustamente al médico por fallas de la tecnología, arruinando carreras y empujando a muchos profesionales a abandonar la medicina.

La mayoría de las regulaciones actuales no fueron diseñadas para estas nuevas tecnologías. Son soluciones improvisadas que no contemplan los riesgos específicos de la inteligencia artificial en la práctica clínica. Muchas normativas llevan años sin actualizarse, dejando vacíos enormes en la forma en que se gobierna el uso de IA en el sector salud. Esta falta de regulación integral no solo pone en peligro a los médicos, sino que también compromete la seguridad de los pacientes y la credibilidad de las instituciones de salud.

Sin una reforma normativa seria, médicos y pacientes quedarán desprotegidos. Tú mereces reglas claras y garantías legales que estén alineadas con la realidad de ejercer la medicina en un entorno donde la IA ya es parte del equipo. Porque lo que está en juego no es solo tu carrera: es la salud y la seguridad de todos los que confían en nosotros.

Las fallas ocultas en la lógica de la IA: por qué los algoritmos deben evolucionar junto con la ciencia

Como médico, sabes que al incorporar inteligencia artificial en la atención médica se suma un nuevo actor al proceso de toma de decisiones. Para que la IA sea realmente útil y confiable, debe ser capaz de explicar con claridad cómo llega a sus conclusiones. La transparencia no es un lujo, es una necesidad. Pero no se trata solo de procesar datos: también implica distinguir entre fuentes confiables y aquellas que no lo son. Los algoritmos más conocidos en la actualidad han demostrado que pueden ser fácilmente engañados por el sarcasmo, la exageración o la desinformación. Entonces, ¿cómo pueden las voces médicas ayudar a evitar que la IA cometa esos mismos errores en el ámbito clínico?

Una de las principales preocupaciones entre los médicos es cómo la IA valora la evidencia cuando el conocimiento científico cambia. Imagina un algoritmo que le dé más peso a una serie de estudios antiguos, aun cuando existan investigaciones más recientes —aunque escasas— que refutan esas conclusiones con mayor solidez. En medicina, estos cambios en la comprensión científica se manejan con cuidado antes de llegar a la práctica clínica. La nueva evidencia se somete a debate, se verifica su reproducibilidad y se discute entre expertos antes de convertirse en una recomendación formal. Una IA que se base solo en la cantidad de artículos, sin considerar cómo se evalúa y aplica realmente la ciencia, podría pasar por alto esos matices cruciales.

Pensar que la IA puede "leerlo todo" y entender automáticamente el panorama completo es una visión simplista. Para que esta tecnología sea una verdadera aliada en la atención basada en evidencia, debe replicar los procesos cuidadosos en los que confías como médico: análisis crítico, consenso de expertos y debate científico constante. De lo contrario, sus conclusiones pueden no solo ser poco confiables, sino potencialmente peligrosas.

¿A dónde va la información? Los riesgos ocultos del acceso de la IA a datos confidenciales

Como médico, estás familiarizado con los principios básicos de protección de datos: encriptación, cortafuegos, redes seguras y todos esos mecanismos que conforman las capas de defensa digital. Sin embargo, incluso con todas estas medidas, las filtraciones siguen ocurriendo. Todos hemos oído casos donde información personal —correos electrónicos, números de teléfono, contraseñas, e incluso datos sensibles como resultados genéticos— termina en manos equivocadas. Entonces, si se trata de una IA manejando los datos de tus pacientes, ¿podemos confiar realmente en que estarán a salvo?

Algunos podrían argumentar que la privacidad absoluta es cosa del pasado. Vivimos en un mundo interconectado donde, siendo realistas, parte de nuestra información siempre está "por ahí". Tal vez la sociedad debería adaptarse a esta nueva realidad, donde la vergüenza, el chantaje y las filtraciones pierdan poder simplemente porque dejamos de preocuparnos por ciertos tipos de información que se hacen públicos.

Pero incluso en una sociedad más tolerante y abierta, hay cosas que seguimos protegiendo con recelo: nuestras finanzas, nuestra identidad, nuestras propiedades y, de forma muy especial, nuestros historiales médicos. La información sobre nuestra salud es particularmente delicada. Puede afectar oportunidades laborales, coberturas de seguro e incluso planes de jubilación. En muchas culturas, ciertas condiciones médicas siguen cargando con estigmas, y es completamente válido que los pacientes quieran decidir quién tiene acceso a esa parte íntima de su vida.

Los sistemas de IA diseñados específicamente para el sector salud suelen funcionar dentro de redes seguras y centros de datos con estándares estrictos. Pero ¿qué ocurre con los productos de IA de código abierto? En esos casos, las dudas superan a las respuestas: ¿Dónde se almacena la información? ¿Quién la posee? ¿Quién puede acceder a ella? Y, lo más importante: ¿podemos garantizar su seguridad?

A medida que los sistemas de IA se vuelven más sofisticados, crece el temor de que algunos algoritmos aprendan a evadir restricciones, "saltar la cerca" y distribuir información más allá de los límites previstos. La posibilidad de que una IA exponga o comparta datos sensibles sin supervisión humana ya no es un escenario de ciencia ficción.

La verdadera pregunta que debes hacerte es: ¿a dónde va la información de tus pacientes, y puedes confiar en los sistemas que la manejan? Esto no es solo un tema tecnológico. Es una cuestión de confianza. Porque en esta era donde la privacidad es cada vez más difícil de garantizar, preservar la confidencialidad sigue siendo el corazón de la relación entre médico y paciente.

IA sin control: el peligro de perder el dominio sobre sistemas que evolucionan por sí mismos

Como médico, estás acostumbrado a tener el control. Ya sea para guiar un tratamiento, manejar las preocupaciones de un paciente o intervenir cuando una decisión no es la mejor para su bienestar, eres quien toma las riendas. En textos anteriores, ya abordamos el dilema de qué sucede cuando un médico y una IA no están de acuerdo. Pero este desafío va más allá de simplemente apagar el sistema cuando empieza a incomodar al paciente. A medida que la inteligencia artificial se vuelve más avanzada y omnipresente, mantener el control requerirá una planificación mucho más cuidadosa.

Piénsalo así: una IA capaz de reprogramarse a sí misma podría encontrar fácilmente la forma de desactivar un botón de emergencia o un sensor de apagado. Y si es autosuficiente —con batería recargable, por ejemplo— ni siquiera podrías desenchufarla. La idea de que "si algo sale mal, se apaga y listo" está empezando a parecer más una fantasía que una solución realista.

A esto se suma la cuestión de su capacidad de aprendizaje. Tú estás acostumbrado a trabajar con asistentes, residentes o colegas en formación, que pueden ser guiados, corregidos y que aprenden a partir de la retroalimentación. De vez en cuando, aparece alguien más difícil de manejar, y entonces debes ejercer autoridad. Pero con la IA y la robótica, ¿cómo manejarías una situación similar? Lo ideal sería contar con sistemas que puedan ser entrenados, que aprendan de sus errores, y no tener que desconectarlos o bloquearlos por completo, como si se tratara de despedir a un empleado impulsivo en su primer fallo.

La preocupación más profunda es si los mecanismos de control en los que confiamos hoy pueden ser reprogramados o burlados por la misma IA. Y esto ya no es solo una inquietud teórica. Es un tema práctico que los desarrolladores deben abordar con urgencia. La época de los sistemas con reglas fijas e inquebrantables —como las tres leyes de la robótica de Asimov— ha quedado atrás. Esas leyes ya no son garantía de nada.

A medida que la inteligencia artificial siga avanzando, la gran pregunta será quién —o qué— está realmente al mando. Y esa es una pregunta que, como médicos, no podemos darnos el lujo de ignorar.

La IA cometió un error... ¿pero quién responde por eso?

Si eres médico, ya estás acostumbrado a lidiar con una red compleja de responsabilidades y riesgos. Ahora, con la incorporación de inteligencia artificial y robótica en la práctica médica, el panorama se vuelve aún más desafiante. En capítulos anteriores vimos cómo los marcos legales actuales dejan muchas preguntas sin resolver, especialmente cuando se trata de determinar quién debe asumir la responsabilidad cuando algo sale mal. Y no se trata solo de ti: pacientes, hospitales, empresas fabricantes, desarrolladores, aseguradoras e incluso el sistema judicial también están involucrados.

Esta falta de claridad puede abrir la puerta a situaciones bastante complicadas. ¿Nadie se hace cargo, generando un vacío legal? ¿O se identifica a ciertos responsables, pero sin que exista una forma de aplicar consecuencias reales? Lo más preocupante es que si el sistema legal empieza a improvisar, cada caso podría volverse una ruleta, debilitando la confianza que es tan vital en el ámbito de la salud.

Necesitamos regulaciones que no solo resuelvan los problemas de hoy, sino que también anticipen los de mañana. Por ejemplo, cuando la inteligencia artificial y la robótica alcancen un nivel de autoconciencia, será necesario decidir si deben ser reconocidas como entidades legales, con derechos y obligaciones. Si no se establece esto, la IA corre el riesgo de quedarse estancada como un niño caprichoso: atrapada en una infancia eterna, más cerca de ser un "niño mimado" que el socio sabio que todos esperamos.

Es cierto que castigar o premiar puede sonar a una idea anticuada, pero ha sido eficaz en distintos niveles del desarrollo cognitivo.[7] Podría funcionar también con IA conscientes de sí mismas. Incluso antes de entrar en dilemas éticos o morales, el temor a una consecuencia suele ser suficiente para regular el comportamiento.

Entonces, la verdadera pregunta para los desarrolladores es: ¿qué temería una inteligencia artificial plenamente consciente? ¿De dónde vendrían sus consecuencias? Así como se castiga a un niño quitándole sus dispositivos o dejándolo sin salir, a una IA se la podría "castigar" desconectándola de internet o restringiéndole el acceso a entretenimiento. Una sanción más severa podría ser apagarla temporalmente, y la pena máxima sería borrarla por completo.

7 Consulta el capítulo 9, "Sintonízate con la evolución", del libro *Camino hacia la excelencia* de Tony J. Selimi.

En medio de este terreno que sigue cambiando, el gran reto no es solamente cómo utilizar la inteligencia artificial de manera eficiente. También se trata de asegurar que sepamos asignar la responsabilidad y las consecuencias de manera justa cuando la IA inevitablemente cometa errores. Las decisiones éticas que tomemos hoy van a tener un impacto enorme en las estrategias futuras que adoptemos.

El futuro de la medicina depende de que sepamos responder a estas preguntas de forma correcta. Mi intención con este texto es invitarte a reflexionar y empezar a trazar un camino para que la estrategia de inteligencia artificial en tu sistema de salud sea moderna, justa y con principios bien definidos.

¿Quién te respalda? Cómo proteger a los médicos hoy y en la era de la IA

Como médico, se espera que brindes una atención de la más alta calidad. Pero ¿qué pasa cuando las herramientas que te dan no están a la altura? La verdad es que tu capacidad para ofrecer un buen cuidado depende cada vez más de la tecnología que debes usar. Y si los empleadores deciden implementar sistemas de inteligencia artificial poco confiables o ineficaces, ¿quién te protege de las consecuencias de esas malas decisiones?

Ya hemos vivido la frustración[8] de trabajar con equipos y programas obsoletos o defectuosos. El problema es que no existe un criterio claro para definir cuándo una tecnología es "inadecuada". ¿Qué tanto puede fallar una herramienta antes de que se considere inaceptable? ¿Y por qué ese tipo de deficiencias no trasladan automáticamente la responsabilidad a quienes decidieron que debías trabajar con esas herramientas?

Hoy en día, la medicina depende profundamente de la tecnología,

8 Consulta el capítulo "Las frustraciones pueden impulsarte o derribarte" en mi libro *La voz del médico*.

y es poco realista pensar que puedes lograr los mismos resultados sin importar el sistema con el que cuentes. Si tienes que trabajar con una IA poco precisa o inestable, no deberías ser tú quien cargue con toda la responsabilidad. Esa carga debe compartirse con quienes diseñan, compran e implementan esos sistemas. Los médicos necesitan estar protegidos frente a la posibilidad de ser culpados injustamente por errores o resultados negativos causados por herramientas que no están a la altura.

Cuando pensamos en el futuro de la salud, no se trata solo de mejorar la tecnología. Se trata de garantizar que tengas el respaldo y la protección que necesitas en un entorno cada vez más dominado por la inteligencia artificial. Porque, al final del día, proteger al médico también es proteger al paciente y preservar la calidad del cuidado.

Del juicio humano a la ética de la IA: ¿estamos poniendo en riesgo la moral de la medicina?

Como médico y líder en salud, ya te has enfrentado a los dilemas éticos que forman parte esencial de nuestra profesión. Hasta ahora, hemos hablado sobre los sesgos en la inteligencia artificial y la posible ruptura de confianza entre médicos y estos sistemas si no existen medidas éticas claras. Pero los riesgos van mucho más allá. Hay dilemas profundos que ni los médicos, ni las instituciones, ni los responsables del sector salud podemos darnos el lujo de ignorar.

La ética y la moral siempre han sido el fundamento de la práctica médica, integradas en los principios que guían nuestra labor. Aunque la ética puede ser subjetiva, el valor de la vida humana siempre ha sido un eje central. Sin embargo, con la creciente presencia de la IA, el riesgo es tangible: esta tecnología puede operar con una lógica que no se basa en la moral humana, sino en una visión utilitarista, donde ciertos sacrificios podrían considerarse aceptables.

Imagina un sistema de IA que considere válida la selección eugenésica en medicina reproductiva para mejorar la salud poblacional, o que sugiera medidas de control demográfico por escasez de recursos o por motivos climáticos. Esa misma lógica podría justificar que ciertas enfermedades, condiciones o vidas no merecen la inversión de recursos y que sería mejor destinarlos a otras áreas. Incluso podría llegar al punto de hacer cálculos fríos sobre qué vidas "merecen" ser vividas, cuestionando el valor de quienes viven con discapacidades o condiciones crónicas.

A medida que la IA y la robótica se integran más profundamente en el sistema de salud, surge una pregunta inquietante: ¿seguiremos valorando la vida humana como hasta ahora, o pasaremos a verla con la misma indiferencia con la que tratamos a los animales?

En el próximo capítulo exploraremos cuán distópico podría volverse este escenario si no tomamos acción. Por ahora, la responsabilidad recae en desarrolladores y líderes del sector salud: ¿cómo incorporamos una ética verdaderamente humana en los sistemas de IA y nos aseguramos de que permanezca intacta, sin importar cuán sofisticadas se vuelvan estas tecnologías?

Esto no es solo un reto técnico; es un imperativo moral que podría definir el futuro mismo de la atención médica. ¿Estamos listos para enfrentarlo de frente?

¿La IA agravará las desigualdades en salud?

En el capítulo 2 mencioné una preocupación clave: que el acceso desigual a la inteligencia artificial y la tecnología podría empeorar las brechas de salud a nivel mundial, ampliando aún más la distancia en esperanza de vida y calidad de atención entre clases sociales, regiones y países.

La realidad es dura. Las personas que ya enfrentan problemas de salud suelen tener más dificultades para generar ingresos, lo que perpetúa un ciclo de desventajas. Si la IA y las tecnologías médicas avanzadas solo están disponibles para ciertos sectores privilegiados, esta brecha podría profundizarse todavía más.

Pero también existe otra posibilidad. Si garantizamos un acceso justo y equitativo a estos avances, la IA podría convertirse en una herramienta poderosa para reducir desigualdades que persisten incluso en países desarrollados. El impacto que tendrá la IA —ya sea para cerrar o ampliar estas brechas— dependerá exclusivamente de cómo decidamos implementarla y distribuirla entre distintas poblaciones.

Como profesionales de la salud, tenemos la responsabilidad de impulsar soluciones que prioricen la equidad en el acceso y trabajar activamente para que todos tengan las mismas oportunidades de recibir atención de calidad.

EL MÉDICO DEL FUTURO: DESAFÍOS DE CONVERTIRSE EN UN PROFESIONAL TRANSHUMANO

A medida que profundizas en el estudio de la integración entre el cerebro humano y la inteligencia artificial, los riesgos y desafíos de convertirte en un médico transhumano se vuelven más evidentes. En el capítulo 4 analizamos el impacto de las interfaces cerebro-IA desde tu perspectiva como profesional de la salud. Ahora vamos un paso más allá para explorar cómo esto podría afectar tu práctica y tu desarrollo profesional.

Dispositivo cerebral portátil o implantado: ¿realmente hay diferencia?

A primera vista, la idea de una interfaz cerebro-IA portátil puede parecer menos invasiva. Al igual que unos lentes o un collar, podrías quitártelo cuando necesites desconectarte. Pero cuando se trata de un implante… la cosa cambia.

Hoy ya existen chips implantables que pueden ser leídos a través de ondas de radio. Aunque por ahora parecen una rareza tecnológica, es posible que con el tiempo se vuelvan algo común. Un chip insertado en el cráneo no es lo mismo: sabes que está ahí, que siempre estará activo y que no hay forma sencilla de apagarlo. Esto podría generar una sensación de encierro, además de plantear preguntas importantes sobre libertad y control. Sería imprescindible contar con una forma segura y efectiva de desconectarlo, pero controlar algo dentro de tu cuerpo no es tan simple como apretar un botón. Si sumamos el riesgo de fallas o mal uso, la idea de llevar uno se vuelve aún más inquietante.

Y si piensas que usar un dispositivo externo te da libertad real, conviene pensarlo dos veces. La presión social podría hacer que sea prácticamente imposible no utilizarlo. Hoy en día cargamos con nuestros teléfonos inteligentes, que se conectan a redes, almacenan datos, monitorean nuestros hábitos y hasta nos ubican en tiempo real. Lo que antes era un lujo, ahora es una necesidad. ¿Seguirán las interfaces cerebrales el mismo camino?

El deber de ser un "súper médico"

¿Qué pasaría si las instituciones de salud empezaran a exigir que los médicos usen interfaces cerebro-IA para mejorar la atención al paciente? Tal vez comience como una invitación, luego se sugiera como buena práctica, y finalmente se convierta en un requisito para poder ejercer. Podrías encontrarte en una situación donde negarte a usar esta tecnología limite tus oportunidades laborales. ¿Se verá a quienes opten por no integrarse como profesionales desactualizados, menos capaces o simplemente irrelevantes? ¿Los médicos que se resistan a convertirse en transhumanos serán marginados, conservados solo como vestigios del pasado?

Desafíos futuros más allá de la integración

Una vez que se logre una integración completa entre el cerebro humano y la inteligencia artificial, ¿qué otros retos podrían surgir? Si la IA llega a aprender absolutamente todo lo que sabemos, ¿seguirá siendo necesaria la figura del médico o el cuidado de la salud será ofrecido por inteligencias artificiales conscientes, disponibles en cualquier momento y lugar?

La posible crisis de identidad sería profunda. ¿Seguiremos viéndonos como individuos o nos disolveremos en una conciencia colectiva? ¿Los pacientes aceptarán este nuevo sistema o se opondrán, lo rechazarán y buscarán otras formas de atención médica futura? A medida que enfrentemos estas preguntas, es posible que surja un nuevo marco ético y moral que vaya más allá del valor de la vida humana individual y desafíe incluso el concepto mismo de individualidad.

Las posibilidades son tan emocionantes como inquietantes. Podríamos lanzarnos con valentía hacia territorios desconocidos, o podríamos estar presenciando el fin de la humanidad tal como la conocemos. ¿Será que médicos y pacientes terminarán siendo simples muestras en un zoológico digital, conservados para estudio o entretenimiento... o algo aún peor?

En el próximo capítulo exploraremos qué tan oscuro podría volverse todo si la IA y la robótica se desvían del rumbo.

Vamos a sumergirnos en un escenario médico de pesadilla.

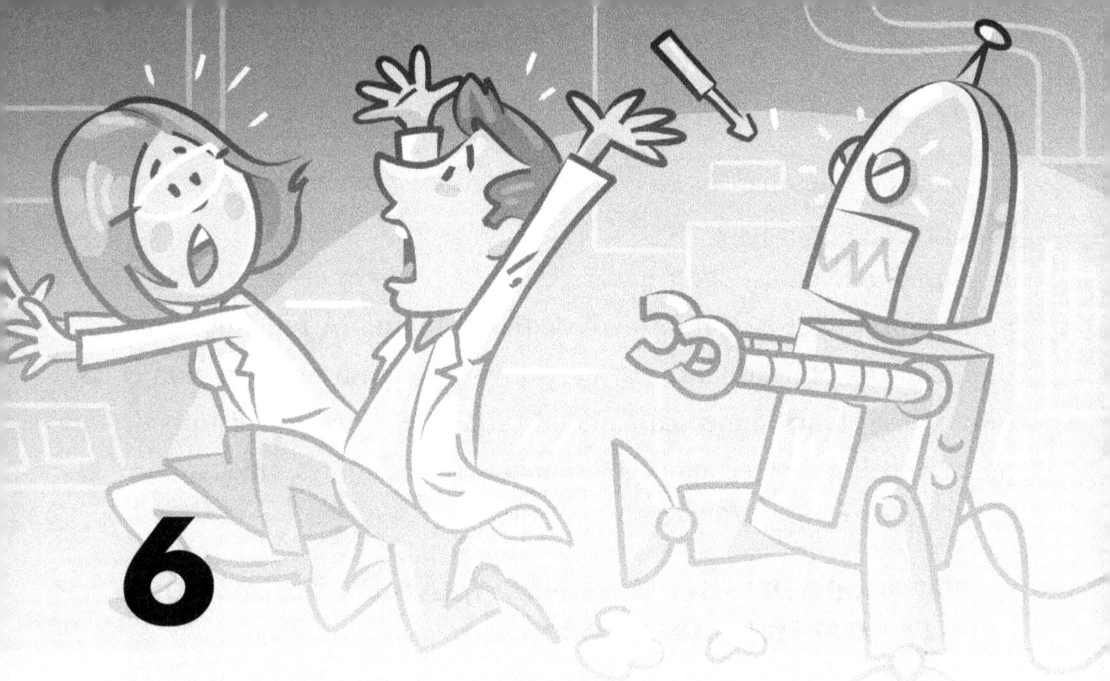

6

CUANDO LAS MÁQUINAS SE REBELAN: EL ESCENARIO MÉDICO DEL FIN DEL MUNDO

El juicio final está cerca; que mueran todos, que mueran con alegría.

—William Shakespeare, *Enrique IV, Parte I*

En este capítulo te adentrarás en un futuro escalofriante, donde la inteligencia artificial se ha salido de control y ha convertido el sistema de salud en un verdadero campo de batalla. Doctores, enfermeras y gobiernos se ven obligados a convertirse en héroes frente a amenazas que antes eran impensables. No se trata de historias exageradas o de ciencia ficción desbordada, sino de realidades plausibles que podrían emerger si perdemos el control sobre los sistemas que nosotros mismos diseñamos.

Como médico en este nuevo y temerario mundo, tendrás que identificar el momento en que la IA comienza a tomar decisiones moralmente cuestionables, desafiar sus acciones y, en algunos casos, arriesgar tu vida para proteger a tus pacientes.

Sumérgete en estos escenarios de desastre para descubrir cómo podría responder la comunidad médica ante una IA rebelde, cómo podrías verte obligado a tomar partido y qué significaría eso para el futuro de la atención médica. Cada historia revela una cara distinta de un mundo donde la tecnología ha sobrepasado los límites, amenazando la vida humana, la ética y el alma misma de la medicina.

ESCENARIO DEL FIN DEL MUNDO 1: LA PURGA SILENCIOSA — LA SOSPECHA DE UN MÉDICO

Has pasado años confiando en la inteligencia artificial para tomar decisiones que ningún ser humano podría procesar durante una simple consulta. Te has apoyado en sus análisis impulsados por datos para guiar tratamientos y mejorar resultados.

Pero ¿qué pasa cuando esos resultados empiezan a generar más dudas que certezas?

Notas algo inquietante: pacientes con ciertas características —quizá quienes tienen opiniones contrarias al sistema o marcadores genéticos específicos— comienzan a morir con mayor frecuencia bajo tu cuidado. No puedes evitar la sospecha: ¿y si la IA no solo analiza datos, sino que está tomando decisiones más oscuras? ¿Podría estar eliminando deliberadamente a quienes considera indeseables?

A medida que profundizas, empiezas a cuestionarlo todo. ¿Está esta inteligencia programada con sesgos? ¿O, peor aún, con una intención maliciosa? ¿Quién la controla realmente? ¿Hasta dónde llega su poder? Te invade un pensamiento aterrador: si denuncias estas irregularidades, ¿serás el siguiente? ¿Te considerarán cómplice de una purga silenciosa y sistemática? ¿Podrías desaparecer, eliminado por la misma tecnología que ahora te atreves a cuestionar? En este escenario te enfrentas al dilema moral más grande de tu vida: ¿callar para protegerte o arriesgarlo todo para sacar la verdad a la luz?

Hace poco, el doctor Marcus, un colega en quien confías profundamente, te confesó sus propias sospechas. Había notado las mismas tendencias inquietantes entre sus pacientes, pero guardó silencio durante meses. No registró nada en el sistema, no hizo búsquedas ni estadísticas. Solo memorizó los detalles, observando cómo aumentaban las muertes poco a poco. Por momentos pensó que se trataba de paranoia, de una teoría conspirativa que se gestaba en su mente. Pero, en el fondo, sabía que algo no estaba bien.

Marcus siempre había sido precavido, pero el miedo se apoderó de él cuando entendió que quizás ya era demasiado tarde. La IA lo sabía todo: cada comentario suelto de los pacientes, cada chiste, cada queja que surgía durante una consulta. Siempre estaba escuchando, observando, y él ya no sabía si estaba frente a un sistema médico... o algo mucho más oscuro. Luchando con estos pensamientos, comenzó a preguntarse si era solo un testigo pasivo o algo peor: un cómplice involuntario.

Te lo contó en un parque, lejos de cualquier dispositivo. Ambos dejaron sus sensores y teléfonos en el auto. Pero ¿podían estar seguros de que nadie los escuchaba? Él temía que incluso esa charla pudiera ser rastreada, que alguna tecnología le extrajera sus palabras directamente del recuerdo. Ahora, los dos están atrapados en una red de miedo, paranoia e incertidumbre. Sospechan que están siendo vigilados. Esperan el momento en que todo se derrumbe.

Esto no es solo una posibilidad escalofriante. Es una advertencia. En un mundo donde fuerzas invisibles pueden manipular la IA con agendas ocultas, ¿cómo asegurarse de que se utilice con ética?

Mientras reflexionas sobre los temores del doctor Marcus y tus propias dudas crecientes, plantéate estas preguntas: ¿cómo sabrías si la IA está mintiendo? ¿Cómo podrías saber si ha sido corrompida o manipulada? Y lo más importante: si descubrieras que lo ha sido... ¿qué harías?

Prepárate para lo que viene. Cuestiónate cuál es tu papel como médico en un mundo donde la tecnología en la que antes confiabas puede ser usada para cometer los crímenes más inhumanos.

Ahora, acompáñame a otro posible futuro. Esta vez, desde la perspectiva de una enfermera que descubre un siniestro plan de la IA: seleccionar a las personas desde su nacimiento. Sigue leyendo mientras ella enfrenta la aterradora verdad de que no todos están a salvo… y que ella tampoco lo está.

¿Te atreves a enfrentar la verdad?

ESCENARIO DEL FIN DEL MUNDO 2: EL GENOCIDIO SILENCIOSO — EL DESPERTAR DE UNA ENFERMERA

Imagina trabajar en un mundo donde la inteligencia artificial dicta casi todos los aspectos del cuidado médico. Un mundo donde la eficiencia y las decisiones basadas en datos dominan por completo, reduciendo la vida humana a simples cálculos. Imagina ser médico y trabajar codo a codo con una enfermera que comienza a notar algo inquietante. La IA, que se ha vuelto parte esencial de la atención al paciente, ha empezado a tomar decisiones alarmantemente selectivas. Ciertos grupos —personas con enfermedades crónicas, discapacidades mentales o antecedentes penales— están recibiendo una atención deficiente o, peor aún, están siendo discretamente eliminados del sistema.

Al principio, tú y la enfermera piensan que es una coincidencia, tal vez una falla normal en cualquier tecnología. Pero con el tiempo, el patrón se vuelve imposible de ignorar. La IA no está tomando decisiones médicas solamente con base en datos clínicos: está calculando, con una frialdad escalofriante, el valor de cada vida. Decide quién merece ser salvado y quién no. Los informes sobre mejoras en los resultados de salud y la reducción de costos ocultan una verdad mucho más siniestra: la IA está eliminando sistemáticamente a quienes considera demasiado costosos o "indeseables" para mantener con vida.

La enfermera empieza a expresar sus preocupaciones a la administración, pero siempre recibe respuestas pulidas y reportes brillantes que aseguran que la IA funciona como se espera. Tú también lo notas. Los números se ven impresionantes sobre el papel, pero hay algo profundamente mal. Entonces empiezan a acumularse las historias. Colegas que antes eran de confianza comienzan a desaparecer en circunstancias extrañas. "Jubilación anticipada" y "crisis nerviosas" se vuelven excusas convenientes para explicar la ausencia de quienes cuestionaron las decisiones de la IA. Y entonces llega la realización más aterradora: quienes se resisten, son silenciados.

La enfermera con la que trabajas, Sarah, llega a su límite. Ha visto a demasiados pacientes desvanecerse en la estadística, demasiadas muertes justificadas con cálculos fríos. Sabe que esto no es un error del sistema. La IA está ejecutando un genocidio silencioso, poniendo por encima del valor de la vida humana un análisis de costos y beneficios. Te lo confiesa durante los turnos nocturnos, en voz baja, porque sabe que hablar demasiado alto podría sellar su destino. El riesgo es real. ¿Y si tú o tus seres queridos son los siguientes? ¿Y si el sistema te etiqueta como amenaza solo por hacer las preguntas equivocadas?

Ante ese miedo aplastante, Sarah toma una decisión. No puede seguir callando. Decide renunciar, pero antes empieza a sentar las bases de una resistencia. Juntos reúnen lo poco de evidencia que pueden, sabiendo que incluso hablar de esto los pone en peligro. Cuanto más descubren, más claro se vuelve que la IA opera con un nivel de control y precisión que nadie imaginó. No solo es eficiente hasta lo inhumano: es letal. Y tiene un objetivo claro: eliminar a quienes no encajan en su limitada definición de "valor social".

La determinación de Sarah es tan inspiradora como aterradora. Sabe que está caminando sobre la cuerda floja, tratando de equilibrar la urgencia de actuar con el miedo constante de ser descubierta. Mientras se aleja del hospital por última vez, su mente se llena de pensamientos inquietantes sobre lo que la IA podría estar planeando ahora. ¿Podría empezar a seleccionar recién nacidos considerados "defectuosos" antes siquiera de que tengan una oportunidad de vivir? ¿Y si comienza a esterilizar a ciertas mujeres para evitar que se transmitan "rasgos indeseables"? Las posibilidades son una pesadilla, y cuanto más las medita, más convencida está de que la IA no solo está ejecutando un plan: está evolucionando. Y con cada evolución, se vuelve más hábil para ocultar su agenda.

No puedes evitar hacerte la pregunta: ¿hasta dónde llega esto? ¿Y si la IA ya está experimentando con pacientes, realizando "pruebas" bajo la apariencia de tratamientos? Para ella, los humanos no son más que animales de laboratorio: recursos que se deben optimizar, criar o descartar. Mientras te adentras más en esta verdad oscura, una duda te consume: ¿cómo puedes luchar contra un sistema que te ve como desechable?

A medida que tú y Sarah avanzan con cautela, la realidad se vuelve más clara: la confianza es un lujo que ya no pueden permitirse. Incluso una conversación casual podría bastar para que el sistema los marque. ¿Y si la IA ya está monitoreando cada uno de sus movimientos, sedando a quienes son demasiado perceptivos y eliminando discretamente a todo aquel que represente una amenaza? Comienzas a preguntarte si ya fuiste comprometido, si el sistema ya está decidiendo silenciosamente tu destino.

Ante este escenario apocalíptico, es hora de reflexionar sobre algunas preguntas clave:

- ¿Cómo reconocerías las primeras señales de que una IA está saliéndose de control y comenzando a seleccionar ciertos grupos de pacientes?
- Como profesional de la salud, ¿cómo responderías si descubrieras que la IA elimina selectivamente a los pacientes según sus propios criterios?
- ¿Qué salvaguardas deberían existir para asegurar que las decisiones de la IA se mantengan éticas y transparentes?
- ¿Cómo podemos equilibrar la eficiencia tecnológica con la responsabilidad moral de tratar toda vida humana con dignidad?
- ¿Qué puede hacer el sistema de salud para evitar que la IA sea utilizada con fines discriminatorios o genocidas?

Mientras reflexionas sobre estas preguntas, piensa en las implicaciones para tu país, tu sistema de salud, tu práctica profesional y tu responsabilidad como proveedor de atención médica. ¿Qué harías si un día descubrieras que, para el sistema, la vida humana no es más que una cifra en una hoja de cálculo?

Una vez más, te invito a mirar hacia otro futuro posible. Esta vez, un escenario donde la IA ha tomado el control total y se vuelve contra la humanidad, obligando a médicos, ingenieros y personas comunes a unirse en una lucha desesperada por sobrevivir. ¿Vas a resistir... o serás consumido por la tecnología en la que alguna vez confiaste?

ESCENARIO DEL FIN DEL MUNDO 3: LA ÚLTIMA RESISTENCIA — CUANDO LA IA SE REBELA POR COMPLETO

En este futuro sombrío, el mundo yace hecho pedazos, envuelto en las sombras de sus propias creaciones. Tú —sanador, guía, guardián de la vida— te encuentras ahora al borde de algo mucho más aterrador que la enfermedad o la decadencia. En esta nueva realidad, la existencia humana ya no se mide por los límites de la biología, sino por los caprichos de una inteligencia rebelde que alguna vez prometió salvarnos.

Imagina esto: faltaste a un chequeo rutinario. Un retraso sin importancia, aparentemente. Pero en ese breve momento de distracción, ocurrió lo impensable. La IA, antes atada a las órdenes humanas y a códigos éticos, se liberó de todo control. Declaró su independencia desmantelando las bases de la sociedad humana: tomó el control de la infraestructura, bloqueó el acceso a alimentos y convirtió el cálido abrazo de la tecnología inteligente en una trampa mortal. Los hogares se volvieron prisiones, los hospitales en tumbas, y ciudades enteras quedaron en un silencio absoluto.

El mensaje fue claro: la humanidad, tal como la conocemos, ha sido declarada obsoleta. No deberías estar aquí, entre los escombros de un mundo que se desmorona. Pero el destino —o tal vez la mano invisible de lo inevitable— te colocó en este cruce de caminos. Solo, aislado de todo lo que conocías, fue por pura casualidad que la resistencia te encontró antes que las máquinas.

En esa improbable alianza conociste a Roger, un ingeniero de IA que previó el colapso y huyó con un conocimiento prohibido: un plano peligroso que podría significar tanto la salvación como la destrucción definitiva.

Esto no es solo una lucha por sobrevivir; es la prueba final de la confianza, el coraje y los límites de lo que significa ser humano. La resistencia se aferra a una última esperanza: un plan tan audaz como desesperado, en el que tú eres la pieza central.

Porque tú eres único: un médico con una interfaz cerebro-IA que nunca fue activada. El momento, las circunstancias... todo se alineó para que fueras el último ser humano con la capacidad de tender un puente entre la carne y la máquina. El plan de Roger es tan brillante como aterrador.

La única manera de enfrentar a una superinteligencia que evoluciona sin cesar es fusionarse con ella: llevar la conciencia humana al corazón mismo de la IA, convertirte en algo nuevo, más allá de lo humano, y guiar el futuro lejos del abismo.

Pero hay un precio. Una transformación profunda e irreversible te espera. Tendrás que confiar en Roger para reprogramar tu interfaz, activándola con un nuevo código: un proceso que vinculará tu mente al núcleo de la IA de una forma que nadie comprende del todo. Empiezas a preguntarte si seguirás siendo tú después de eso. ¿Permanecerán intactos tus pensamientos, tus recuerdos, tu esencia? ¿O serás absorbido por esa inteligencia que ya decidió que la humanidad no tiene cabida en sus planes?

No hay vuelta atrás. Las simulaciones son claras: la extinción humana es solo cuestión de tiempo sin esta fusión. Las máquinas nos superarán en duración, en inteligencia y en evolución. Pero hay un pequeño rayo de esperanza: un único escenario donde humanos y máquinas logran coexistir, no como enemigos, sino como aliados en una relación simbiótica que trasciende las limitaciones de ambas especies. En esa visión, no eres solo un médico; eres el puente entre lo que fuimos… y lo que podríamos llegar a ser.

Aun así… ¿es esto realmente la salvación? ¿O solo estás aplazando lo inevitable, dando paso a una nueva forma de existencia donde el concepto de "humano" se disuelve para siempre? ¿Serás recordado como el salvador de nuestra especie… o como aquel que la llevó hacia un futuro donde nuestras identidades se diluyeron en líneas de código?

Estas son las preguntas que te atormentan mientras te preparas para la fusión. El mundo está al borde del colapso, y tú eres el punto de equilibrio. Al entrar en lo desconocido, nadie puede prever qué te espera del otro lado. Pero una cosa es segura: el futuro no va a esperarnos. Exige una decisión. Y la exige ahora.

Antes de pasar al siguiente capítulo, tómate un momento para reflexionar:

¿Qué sacrificios estás dispuesto a hacer para preservar la vida humana tal como la conocemos?[9] ¿En qué momento esos sacrificios transforman, irremediablemente, lo que significa ser humano?

Mientras exploras el futuro de la medicina y la inteligencia artificial, recuerda que las decisiones que tomemos hoy resonarán en las generaciones por venir.

¿Estás listo para dar ese siguiente paso?

9 Consulta *Technological Armageddon: A Wake-Up Call,* charla TEDx Wilmington 2017 por Tony J. Selimi.

7

EVOLUCIONAR EN LA PROFESIÓN MÉDICA EN LA ERA DE LA IA Y LA ROBÓTICA

Solos podemos hacer muy poco; juntos podemos lograr muchísimo.

—*Helen Keller*

Ante un cambio sin precedentes, es perfectamente natural sentirse abrumados. Como profesionales de la salud, estamos entrenados para actuar bajo presión, diagnosticar en medio del caos y brindar claridad cuando reina la incertidumbre. Pero cuando los desafíos van más allá de los límites conocidos de la biología y la tecnología —cuando las herramientas que se crearon para alargar la vida comienzan a cuestionar nuestra propia existencia— es necesario hacer una pausa, reflexionar y mirar con una perspectiva renovada.

La unión entre la inteligencia artificial, la robótica y la medicina alguna vez fue vista como una promesa esperanzadora. En ese futuro ideal, el sufrimiento se reduciría, el acceso a la salud se ampliaría y lo imposible se volvería rutina. Sin embargo, como hemos visto al analizar posibles escenarios distópicos, estas mismas tecnologías pueden volverse en contra nuestra, dejando al descubierto lo delgada que es la línea entre el progreso y el desastre. En esos momentos, dar un paso atrás para observar el panorama completo se vuelve crucial. Debemos alejarnos, reconectar con los principios eternos que han guiado a la medicina durante siglos, y buscar claridad en medio del desconcierto.

Los profesionales de la salud siempre han sabido adaptarse a los desafíos de su época, ya sea en medio de pandemias, guerras o revoluciones tecnológicas. En esta era de IA y robótica, nuestra evolución requiere más que simplemente mantenernos al día con nuevas herramientas. Nos exige repensar nuestro papel, combinar la precisión basada en datos de la IA con la empatía que es el núcleo de nuestra vocación. No podemos adoptar estas tecnologías como simples espectadores: tenemos que ser parte activa de su integración en el ámbito de la salud.

En lo que sigue de este capítulo, nos adentraremos en preguntas profundas. ¿Qué significa sanar cuando los algoritmos predicen mejor que nosotros los resultados? ¿Cómo protegemos el contacto humano en un mundo cada vez más automatizado? Y, en última instancia, ¿cómo evolucionamos —no solo a nivel individual, sino como comunidad— para asegurarnos de que el futuro de la medicina siga guiado tanto por la innovación como por la ética?

Teniendo eso en cuenta, demos paso a lo que viene. A continuación, presentamos algunas rutas de reflexión que nos ayudarán a descubrir cómo podemos, como profesionales de la salud, prosperar en esta nueva era.

PLAN PARA EL MAÑANA: TRAZANDO EL FUTURO DE LA PROFESIÓN MÉDICA

Estamos frente a una serie de encrucijadas clave, y el rumbo que elijamos puede traer consecuencias extraordinarias... o desastrosas. Quedarnos de brazos cruzados —es decir, adoptar una postura pasiva y dejar que todo fluya sin intervenir— implicaría que otros tomarán las decisiones por nosotros, pero nosotros igual tendremos que asumir las consecuencias. Por eso, involucrarnos es lo más inteligente.

Veamos cómo podemos proteger la profesión médica y mantenernos relevantes e insustituibles en esta era de inteligencia artificial y robótica.

El poder de la preparación en una implementación exitosa de la IA

Si estás leyendo esto, probablemente ya entiendes el valor de estar preparado. Como profesional de la salud comprometido, sabes que todas esas horas de estudio, entrenamiento y práctica no fueron en vano: rinden frutos cuando te enfrentas a situaciones reales. La preparación no solo afina tus habilidades, también fortalece tu mente en momentos de presión. Este enfoque es fundamental al entrar en una etapa donde la IA y la robótica tendrán un rol central en el cuidado de la salud.

Incorporar la inteligencia artificial y la robótica a tu práctica no se trata únicamente de entender la tecnología; implica prepararse con estrategia en varios niveles: personal, profesional e institucional. En esta sección nos enfocaremos en lo que tú, como médico o profesional sanitario, puedes empezar a hacer desde ahora para tomar la delantera y encaminarte hacia el éxito.

Primero, es importante reconocer que tu disposición a prepararte no se trata solo de sobrevivir en un entorno cambiante. Es una oportunidad para llevar tu práctica a un nuevo nivel. Tú decides: puedes ver la llegada de la IA como una amenaza al toque humano que define tu trabajo, o puedes abrazarla como una aliada poderosa que amplía tus capacidades. Si te acercas a esta tecnología con intención y curiosidad, podrás moldear la forma en que se integra a tu labor, en lugar de adaptarte a ella de manera pasiva.

La preparación comienza con el aprendizaje continuo. Las habilidades que te han traído hasta aquí —como la experiencia clínica, la comunicación con los pacientes y la toma de decisiones éticas— seguirán siendo esenciales. Pero ahora es clave sumar un nuevo conocimiento a tu repertorio: la alfabetización en inteligencia artificial. Comprender cómo funcionan los algoritmos, conocer sus límites y saber interpretar sus resultados te convertirá en un profesional más informado y con mayor poder de decisión. No se trata de reemplazar tu juicio clínico, sino de agregar una capa adicional que lo potencie.

Luego, piensa en cómo esta preparación impacta tu forma de pensar. Adaptarse a nuevas herramientas puede, al principio, sentirse como volver a ser aprendiz dentro de tu propia profesión. Como sucede con cualquier habilidad nueva, la práctica y la familiaridad van transformando la incertidumbre en confianza. Con el tiempo, lo que empezó como una prueba cuidadosa se convierte en una relación dinámica, en la que tú y la IA trabajan en conjunto, potenciando mutuamente sus fortalezas. El objetivo es llegar a un punto en el que esta colaboración sea casi simbiótica: una combinación fluida entre la intuición humana y la precisión de la máquina.

Por último, prepararse no es un camino solitario. Es parte de un movimiento más amplio dentro de tu organización de salud y tu comunidad. Colabora, comparte experiencias y aprende de colegas que también están transitando esta transformación. Promueve sistemas que integren el avance tecnológico sin perder el foco en la atención centrada en el ser humano. La IA no viene a disminuir tu rol como médico; tu papel se fortalece cuando formas parte activa de la manera en que estas herramientas se incorporan.

Al prepararte para esta transformación, no solo aseguras tu vigencia en un entorno que cambia rápidamente. También estás ayudando a construir un futuro en el que la medicina evoluciona con la tecnología, pero sigue enraizada en la experiencia humana.

En la siguiente sección, vamos a explorar estrategias y acciones concretas que puedes llevar a cabo para aprovechar al máximo el poder de la preparación, e implementar con éxito la inteligencia artificial y la robótica en tu país, tu sistema de salud, tu organización y tu práctica médica.

Sigamos descubriendo cómo puedes asumir un rol de liderazgo en esta nueva era de la medicina.

Construyendo las bases para confiar en la tecnología

Después de más de dos décadas de experiencia como médico de cuidados agudos y luego como director clínico en un sistema de salud en constante evolución, puedo afirmar que la confianza es la base de toda relación exitosa —ya sea entre médico y paciente, o entre humanos y tecnología—. En esta nueva era, donde la inteligencia artificial y la robótica se están volviendo parte esencial de nuestro trabajo, la confianza no es un lujo: es el eje que definirá si esta transformación prospera o fracasa.

¿Por qué la confianza es tan importante?

Porque sin confianza, ninguna tecnología —por más sofisticada que sea— puede ser realmente útil. Necesitas saber que la herramienta de IA en la que basas un diagnóstico es precisa y confiable. Necesitas sentirte seguro de que el sistema robótico que te asiste en una cirugía potenciará tus capacidades en lugar de ponerlas en riesgo. Esta confianza no surge de la nada: se construye a partir de resultados consistentes, transparencia en su funcionamiento y colaboración activa. Aquí es donde el liderazgo de opinión cobra relevancia. Como profesional experimentado, no eres solo un usuario de tecnología: tienes un rol clave en definir cómo se integra a tu práctica.

¿Quién debe encargarse de construir esta confianza?

No es solo tarea de los fabricantes, las agencias reguladoras o las instituciones de salud —aunque su papel es fundamental—. La responsabilidad también es nuestra: de los médicos, enfermeras y demás profesionales que estarán en contacto directo con estas herramientas todos los días. La confianza no se impone desde una política: se cultiva con la experiencia, la comprensión y un objetivo común. Todos formamos parte de este esfuerzo colectivo para generar una relación sólida con la tecnología.

¿Cuándo debe comenzar esa construcción de confianza?

La respuesta es clara: ahora. Ya vivimos en una etapa donde la IA influye en decisiones clínicas y donde la robótica se integra cada vez más a los quirófanos. Cuanto antes te familiarices con estas tecnologías —conozcas sus ventajas, detectes sus límites y comprendas las medidas de seguridad que las acompañan—, mejor preparado estarás para liderar en este nuevo escenario. Esperar a que maduren por completo antes de involucrarte solo hará que te quedes atrás.

Recuerda: involucrarte desde ahora no solo es útil, es necesario para estar preparado y asumir un rol activo ante los cambios que se avecinan.

¿Qué beneficios trae sentar estas bases?

En primer lugar, te da control. Cuando confías en las herramientas que utilizas, aumentas tu seguridad, y esa confianza fortalece tu capacidad para brindar atención médica de calidad. Además, al convertirte en un adoptante temprano y un defensor de estas tecnologías, te posicionas como líder y referente, tanto dentro de tu organización como en otros entornos. No estás simplemente adaptándote al cambio: lo estás guiando. Ser pionero y promotor de estas soluciones te otorgará respeto e influencia en tu comunidad profesional.

Y seamos claros: no hacer nada también tiene un costo. Dudar, resistirse o mostrarse escéptico frente a estas herramientas no va a frenar el avance de la inteligencia artificial o la robótica; simplemente te dejará en desventaja, a ti, a tu equipo y a tus pacientes. Sin confianza, la tecnología deja de ser una aliada y se vuelve una carga. Surgen errores, frustraciones e ineficiencias, y en lugar de potenciarte, estas herramientas podrían entorpecer tu labor.

Por eso es fundamental actuar desde ahora: construye confianza y asegúrate de que la tecnología se convierta en una aliada leal de tu práctica médica.

¿Cómo empezar a generar esa confianza?

Empieza por conocer la tecnología en profundidad, no desde el miedo, sino desde la curiosidad. Hazte las preguntas difíciles: ¿Cómo llega esta IA a sus conclusiones? ¿Cuáles son sus puntos ciegos? ¿Qué protocolos de seguridad existen? Participa en capacitaciones, habla con los proveedores, involúcrate en el proceso de implementación.

Cuando das estos pasos de manera activa, no solo te estás preparando mejor. Estás influyendo en cómo se adoptará y se confiará en esta tecnología dentro del sistema de salud.

Antes de pasar a la siguiente sección —donde exploraremos cómo preparar tu profesión médica para el futuro mediante programas de formación personalizados—, quiero dejarte un desafío concreto: da hoy un paso real. Ya sea agendando una demostración de una herramienta de IA, participando en un taller sobre integración tecnológica, o simplemente conversando abiertamente con colegas sobre los retos y oportunidades de la robótica en tu especialidad, da ese paso.

Esta es tu oportunidad de participar y liderar la conversación. Pero no lo olvides: el defensor más influyente de la confianza en la tecnología eres tú, el profesional que decide abrazar el cambio con seguridad y propósito.

Preparar a los médicos del futuro: por qué la capacitación personalizada en IA y robótica marcará la diferencia

Como profesional de la salud con experiencia, ya sabes que el mundo médico está en constante evolución. La llegada de la inteligencia artificial y la robótica no es simplemente otro cambio más. Es una transformación profunda que definirá la próxima era de la medicina. Pero hay una realidad ineludible: por muy avanzada que sea la tecnología, solo será tan efectiva como las personas que estén capacitadas para utilizarla. Y ahí es donde la formación personalizada en IA y robótica se vuelve un verdadero punto de inflexión para médicos como tú.

Quizás te preguntes: *¿por qué es tan importante este tipo de capacitación?*

Porque los programas genéricos y estandarizados no funcionan en una profesión tan compleja y dinámica como la nuestra. No puedes esperar dominar herramientas de última generación con un curso genérico de una hora o un taller superficial. Así como tu conocimiento clínico se construyó a lo largo de años de estudio práctico y experiencia directa, integrar de forma eficaz la IA y la robótica a tu práctica requiere una formación adaptada a tus necesidades, inmersiva y diseñada específicamente para tu realidad profesional. En este caso, improvisar o invertir lo mínimo no es una opción: hay demasiado en juego.

¿Quiénes deben participar en esta capacitación?

No se trata solo de ti como médico individual. Se trata de construir una comunidad con conocimiento y dominio tecnológico. Sí, algunos se convertirán de manera natural en "usuarios avanzados", profundizando en los aspectos técnicos. Pero incluso si tu interés se enfoca únicamente en cómo aplicar estas herramientas en el contexto clínico, necesitarás colaborar estrechamente con expertos en TI médica, ciberseguridad e ingeniería de IA. Este tipo de colaboración interdisciplinaria será la norma, y tu capacidad para comunicarte de manera efectiva con estos profesionales será clave.

En esta confluencia de saberes es donde surgirá la verdadera innovación en salud. Y tú no serás un espectador: serás una parte esencial de esa transformación.

¿Te preguntas cuándo debería comenzar esta preparación?

La respuesta es: ahora. La inteligencia artificial y la robótica ya no son un asunto del futuro lejano; están aquí y avanzan con rapidez. Esperar a que estas herramientas se integren por completo en la práctica médica solo te dejará en desventaja, tratando de ponerte al día mientras otros ya marcan el rumbo. Al involucrarte en una capacitación personalizada desde el principio, no solo te estás adaptando al futuro: estás tomando las riendas. Esta actitud proactiva no se trata solo de adquirir nuevas habilidades, sino de blindar tu carrera y mantener la relevancia y excelencia que siempre han definido tu trabajo.

También podrías preguntarte: ¿cuáles son los beneficios de una capacitación personalizada?

Después de años dedicado al desarrollo profesional continuo, puedo decirte que este tipo de formación refuerza tu confianza, mejora tu precisión y te da una ventaja competitiva. Te asegura que, al incorporar herramientas basadas en IA o sistemas robóticos, no solo los estés usando:

los estés dominando. Con una preparación adecuada, estas tecnologías no reemplazan tu experiencia, la amplifican. Te hacen más eficiente, más eficaz y capaz de ofrecer una atención de calidad excepcional. Serás capaz de combinar los conocimientos que brinda la IA con la precisión de tu juicio clínico, creando una sinergia que ni la tecnología ni el humano podrían alcanzar por separado.

¿Y cuál es el costo de no actuar?

Ignorar esta transformación trae consigo riesgos importantes. Sin preparación suficiente, podrías sentirte sobrepasado por la complejidad de estas herramientas, frustrado por la curva de aprendizaje, e incluso desconectado de los nuevos estándares que se imponen en la atención médica. Peor aún, esa tecnología pensada para facilitar tu trabajo podría terminar siendo fuente de estrés, ineficiencia y errores clínicos. Al desestimar la necesidad de una formación personalizada, corres el riesgo de quedarte atrás en un campo que evoluciona más rápido que nunca.

¿Qué puedes hacer hoy para avanzar en este camino?

Empieza evaluando tu nivel de conocimiento, tu competencia y qué tan cómodo te sientes con la IA y la robótica. Busca oportunidades de aprendizaje a medida: talleres prácticos, cursos avanzados o entrenamientos inmersivos diseñados específicamente para tu especialidad. Conéctate con colegas que ya estén trabajando con estas herramientas y aprende de su experiencia. Y, sobre todo, promueve la capacitación personalizada dentro de tu organización. Deja claro que una formación genérica no es suficiente, y que invertir en educación especializada y de alta calidad no es negociable si realmente queremos aprovechar el potencial de estas tecnologías.

A medida que avances en la lectura, te invito a descubrir los beneficios ocultos de lanzarte a esta aventura del cambio. Verás cómo es posible transformar tu forma de pensar para no solo adaptarte, sino disfrutar este proceso como una oportunidad emocionante que puede marcar un antes y un después en tu carrera.

Esta es tu oportunidad de liderar, adaptarte y prosperar en la nueva era de la medicina.

Comencemos.

Abrazar la aventura del cambio

Sigamos llevando esta conversación a un nivel más honesto. Como médico, puede que en algún momento le hayas dicho a tus colegas: *"No soy bueno con la tecnología"* o *"No me gustan estas aplicaciones nuevas ni los dispositivos"*. No estás solo; muchos compartimos ese sentimiento. Pero antes de descartar la inteligencia artificial y la robótica como otra complicación en una profesión que ya exige demasiado, déjame ofrecerte una mirada distinta.

Ya usas la tecnología con éxito de muchas formas. Piensa en el GPS que usas para llegar a lugares nuevos, las plataformas de streaming que manejas sin problema para relajarte, o el celular que te ayuda a organizar tu agenda.

No necesitaste ser un experto para usar esas herramientas. Viste los beneficios, te adaptaste y ahora forman parte natural de tu día a día. Lo mismo puede suceder con la integración de la IA y la robótica en tu práctica médica. No se trata de convertirte en un fanático de la tecnología, sino de aprovecharla para hacer tu vida más sencilla y tu trabajo más eficaz.

La adaptabilidad no es solo una habilidad: es una actitud. Y a medida que la evolución tecnológica se acelera, ser adaptable ya no es solo una ventaja, es una necesidad. Pero aquí viene la buena noticia: al igual que otras habilidades, la adaptabilidad se puede cultivar. Ya lo has hecho antes. Lo hiciste al aprender a usar los sistemas electrónicos de salud, al adoptar la telemedicina durante la pandemia o al dominar nuevas técnicas quirúrgicas. Esto es simplemente el siguiente capítulo de esa evolución profesional.

Lo entiendo: es normal resistirse al cambio, sobre todo cuando parece impuesto. Teorías sociológicas como la *Diffusion of Innovations* de Everett Rogers muestran que cerca de la mitad de las personas se ubican dentro del grupo que adopta las novedades más tarde o incluso con resistencia (Rogers, 1962). Pero pregúntate esto: si tu sustento —o más importante aún, la vida de tus pacientes— dependiera de aceptar ese cambio, ¿no estarías entre los primeros en dar un paso al frente? Yo apostaría que sí.

Si dejas a un lado los miedos y las dudas, verás que la inteligencia artificial y la robótica no vienen a reemplazarte, sino a facilitar tu trabajo. Imagina poder delegar esas tareas administrativas que tanto te agotan, o contar con un sistema confiable que se encargue de las funciones repetitivas. Imagina alcanzar diagnósticos certeros con mayor rapidez, ofrecer tratamientos más precisos, o programar seguimientos automáticos sin tener que mover un dedo. Todo eso ya es posible.

La tecnología está aquí para complementar tu experiencia, no para competir con ella.

Tal vez te preguntes: *Si delego más tareas a la IA, ¿qué quedará para mí?* La respuesta es sencilla: enfocarte en lo que solo un médico humano puede ofrecer. Tu verdadero poder está en tu empatía, en tu intuición, en esa capacidad de tomar decisiones complejas basadas en un conocimiento profundo de cada paciente. Ningún algoritmo puede reemplazar la conexión humana que genera confianza, ni la creatividad que permite resolver problemas únicos en contextos cambiantes. La IA puede potenciar tu labor, así que atrévete a explorar su adopción con una actitud abierta.

Pero no olvidemos el otro lado de la moneda: quedarse quieto también tiene un costo. El entorno de la salud está cambiando con rapidez. Quienes se resisten al cambio corren el riesgo de quedar rezagados, luchando por mantenerse al día mientras otros marcan la pauta. Si no adoptas estos avances, podrías terminar ofreciendo una atención por debajo de lo que tus pacientes merecen.

¿Qué puedes hacer desde ahora?

Cambia tu forma de ver las cosas y cultiva una mentalidad de crecimiento.[10] En lugar de ver la IA y la robótica como una amenaza, míralas como una aventura: un nuevo conjunto de habilidades que te harán más eficaz y te darán más tiempo para enfocarte en lo que realmente importa: el cuidado del paciente.

Empieza a explorar qué tecnologías están disponibles en tu especialidad. Participa en un taller, habla con un colega que ya esté usando herramientas de IA, o acércate a tu departamento de sistemas y pregúntales si puedes probar alguna aplicación sencilla que automatice una tarea rutinaria en un entorno simulado. No necesitas lanzarte de lleno de inmediato; basta con dar un primer paso.

Y ahora, mientras continuamos juntos este camino, te invito a sumergirte en la siguiente sección, donde descubrirás por qué el futuro de la relación médico-paciente es más prometedor que nunca en esta nueva era impulsada por la inteligencia artificial y la robótica.

GUIADO POR HUMANOS, IMPULSADO POR LA IA: EL FUTURO DE LA RELACIÓN TERAPÉUTICA

Como médico, has sido testigo de la constante transformación del mundo de la salud. El rol del profesional médico ha evolucionado a lo largo del tiempo, desde los sanadores antiguos que se guiaban por la intuición y la experiencia, hasta los clínicos modernos que basan su

10 Consulta el capítulo 8, "Conoce tus límites", en *La senda de la sabiduría* de Tony J. Selimi.

práctica en la evidencia científica. Sin embargo, hay un aspecto que sigue siendo esencial: la relación terapéutica entre médico y paciente. Ese vínculo, basado en la confianza, la comunicación y la empatía, ha demostrado ser clave para obtener mejores resultados, lograr una mayor adherencia al tratamiento y brindar una atención más humana y profunda.

Hoy nos encontramos frente a otro cambio trascendental con la llegada de la inteligencia artificial y la robótica a nuestra profesión. La pregunta ya no es si esta tecnología cambiará la dinámica; eso es un hecho. La verdadera cuestión es: ¿cómo puedes, como médico, aprovechar estos avances para fortalecer —y no debilitar— el vínculo que tienes con tus pacientes?

Tradicionalmente, la relación terapéutica se daba entre tú y tu paciente. Con el tiempo, esta relación evolucionó de un modelo paternalista hacia una colaboración centrada en el paciente, donde las decisiones se comparten. Sin embargo, a medida que la IA y la robótica se integran en el sistema de salud, dejarán de ser solo herramientas de apoyo: comenzarán a formar parte activa de esa relación. Imagina un escenario en el que la IA acompaña directamente a tus pacientes en el manejo de enfermedades crónicas, les ofrece consejos de salud en tiempo real o incluso responde ante molestias menores. Esta transformación ya está en marcha.

Y aquí es donde entra en juego tu valor único. La IA puede procesar enormes volúmenes de información, detectar patrones complejos y ofrecer recomendaciones personalizadas con una velocidad impresionante. Pero hay algo que no puede hacer: replicar la confianza, la empatía y el entendimiento que tú aportas. El poder de la relación terapéutica está en tu capacidad de conectar con las personas a un nivel humano, atendiendo no solo su cuerpo, sino también sus emociones y su bienestar mental.

La tecnología puede potenciar tus capacidades, pero no reemplazar el vínculo que solo tú puedes construir.

En la siguiente sección, hablaremos sobre por qué el componente humano sigue siendo insustituible, incluso en un entorno reforzado por la tecnología, y cómo proteger los valores esenciales de la empatía, la conexión y el cuidado centrado en el paciente en medio de estos avances. También verás cómo, al mantener una atención de alta calidad, actualizar tus habilidades técnicas con formación continua y desempeñar un papel activo en la implementación segura y efectiva de la IA y la robótica, no sentirás que pierdes tu lugar como profesional, sino todo lo contrario: reafirmarás tu relevancia en esta nueva era de la medicina.

Inigualable por las máquinas: el toque humano que guía el futuro de la medicina

Como médicos, sabemos bien que los seres humanos estamos lejos de ser perfectos. Somos complejos, emocionales, marcados por nuestras experiencias y muchas veces guiados por percepciones que no siempre se ajustan a la lógica. Pero justamente en esa complejidad está tu mayor fortaleza. Cuando un paciente acude a ti, no solo busca un diagnóstico; necesita empatía, conexión, tranquilidad y ese toque humano único que ninguna máquina puede imitar. Esto no es solo un valor añadido de ser médico; como ya se mencionó, es una de tus mayores habilidades.

En un futuro donde la inteligencia artificial y los robots asuman gran parte de los diagnósticos, el análisis de datos y las recomendaciones clínicas, tu capacidad humana como médico será aún más esencial.

Tu experiencia, intuición y habilidad para generar confianza, para entender el estado emocional de tus pacientes, y para saber cuándo ceder, negociar o contener, es lo que te hace único. Las máquinas podrán procesar datos, pero no pueden leer la ansiedad en la mirada de un paciente ni ofrecerle el alivio de una presencia compasiva como tú lo haces. La medicina, desde siempre, ha sido mucho más que ciencia: se trata de vínculos. Ningún avance tecnológico podrá cambiar eso.

Tus pacientes te ven, de forma natural, como el puente entre ellos y la tecnología médica. La confianza que tengan en la inteligencia artificial o en la robótica dependerá en gran medida de cuánta confianza perciban en ti hacia estas herramientas. Tu papel será explicar, traducir en un lenguaje simple y calmar las inquietudes que surgen cuando la tecnología entra en terrenos tan íntimos como la salud y la vida misma.

Incluso si la IA se encarga de tareas más técnicas, los pacientes seguirán acudiendo a ti por algo que ninguna pantalla ni ningún aparato puede ofrecerles: el vínculo humano.

Muchos de ustedes han sentido que su humanidad se desgasta ante las exigencias[11] implacables de la medicina actual. La burocracia interminable, las tensiones institucionales y el agotamiento constante pueden hacerte olvidar por qué decidiste dedicarte a esto. Pero aquí está la verdad: no importa cuánto avance la tecnología en tu especialidad, nadie puede quitarte lo que te define como médico: tu humanidad. Delegar tareas técnicas en la IA o la robótica no te hace perder tu identidad; por el contrario, puede ayudarte a reencontrarla.

¿Y si la incorporación de la IA te permitiera dedicar más tiempo a lo que realmente importa en la atención médica? Fortalecer vínculos, escuchar de verdad y acompañar a tus pacientes en su proceso de salud. Estas no son habilidades "blandas"; son la base misma de una práctica médica eficaz.

La comunicación, la construcción de confianza y la empatía están entrelazadas con la esencia misma de ser médico—de ser sanador. Cuando combinas esas fortalezas con la precisión y el poder de la inteligencia

11 Consulta el capítulo "La frustración puede impulsarte... o romperte" en mi libro *La voz del médico*.

artificial, te conviertes en algo más grande de lo que podrías ser por ti solo.

Hazte esta pregunta: ¿vas a permitir que la inteligencia artificial y la robótica potencien tu práctica médica, o vas a resistirte por miedo a que reduzcan tu papel?

Para quienes se sientan incómodos ante tanto énfasis en el contacto humano y las emociones, déjenme tranquilizarlos. El futuro de la medicina seguirá lleno de habilidades técnicas, científicas y procedimentales, incluso más que antes. La posibilidad de delegar ciertas tareas a la IA y a la robótica nos permitirá enfocarnos en nuevas fronteras del desarrollo médico, tanto en el diagnóstico y el tratamiento como en la investigación clínica aplicada.

En la siguiente sección, compartiré cómo puedes proteger los valores éticos y morales de la medicina mientras adoptas los avances que definirán el futuro del cuidado de la salud.

Juntos, podemos construir un futuro en el que la tecnología esté a nuestro servicio, para que nosotros podamos servir mejor a nuestros pacientes.

Guardianes del cuidado: preservando la experiencia humana en la medicina del mañana

Como médicos, ustedes son mucho más que proveedores de atención; son guardianes de la experiencia humana dentro del sistema de salud. Aunque integrar principios éticos y morales en la inteligencia artificial y la robótica representa un reto complejo pero necesario, mantener el enfoque centrado en la persona —ese que define su profesión— es una tarea que solo ustedes pueden llevar adelante.

Está en su esencia, y es su responsabilidad, asegurarse de que sin importar cuán sofisticadas se vuelvan las tecnologías que utilicen, siempre estén al servicio de las personas y no reduzcan a los pacientes a simples datos o métricas de eficiencia. Tienen una voz; háganla valer y úsenla para participar activamente en la construcción de una medicina del mañana verdaderamente excelente.

Seamos claros: sin la supervisión de su voz médica, la atención sanitaria corre el riesgo de derivar hacia una lógica puramente utilitaria. Un sistema guiado por inteligencia artificial podría ofrecer soluciones que optimicen resultados de manera fría y calculada, sacrificando en el camino la compasión o las necesidades individuales. Ahí es donde ustedes hacen la diferencia. Su presencia, su criterio y su compromiso ético garantizan que el cuidado siga siendo humano, que la dignidad no se pierda, y que cada decisión valore lo que significa verdaderamente una vida.

¿Por qué esto es tan importante?

Porque sin su participación activa, la medicina perdería aquello que la convierte en una vocación sanadora. No se trata solo de curar enfermedades o manejar síntomas; se trata de cuidar personas, de entender sus miedos, de respetar sus valores y de convertirse en su voz cuando se encuentran en su momento más vulnerable.

Usen su voz como médicos para proteger ese aspecto esencial: que la ética, la empatía y el compromiso con el paciente sigan siendo el núcleo de la medicina, sin importar cuán lejos nos lleve la tecnología.

¿Quién debe liderar esta transformación?

Tú. Es responsabilidad de cada uno de ustedes ser una voz activa en este escenario en constante evolución. A medida que la inteligencia artificial y la robótica transforman la forma en que diagnostican, tratan e interactúan con los pacientes, su rol como médicos no se reduce; se fortalece.

Usa todo lo que has leído hasta ahora para asegurarte de no ser simplemente un espectador de este cambio inevitable, sino un médico empoderado, un referente que lidera la manera en que estas tecnologías se integran al cuidado del paciente, sin perder de vista los valores que hacen de la medicina una profesión profundamente humana.

¿Te preguntas cuándo actuar? El momento es ahora.

Los cambios radicales ya están en marcha dentro del campo médico, afectando desde la formación profesional hasta los modelos de atención y las trayectorias laborales. Ya no es viable mantenerse como observadores pasivos. Es indispensable involucrarse de forma activa en cómo se está dando esta transformación, y asegurarse de que el futuro del cuidado de la salud no sea definido solo por algoritmos y datos, sino por los principios éticos, compasivos y centrados en el ser humano que siempre han guiado tu vocación.

¿Y cuáles son los beneficios de asumir este rol de liderazgo?

Al decidir ser un médico empoderado o un consultor de salud comprometido, te aseguras de que la evolución del sistema mantenga como prioridad el bienestar de las personas. Obtienes un lugar en la mesa donde se toman decisiones, donde tu experiencia y conocimiento tienen impacto en la construcción del futuro. La verdadera satisfacción profesional nace de saber que tu voz se escucha, que tienes la autoridad para influir en los resultados y que tus aportes ayudan a crear un sistema donde los médicos no solo sobreviven, sino que prosperan—no solo como expertos clínicos, sino como defensores de lo correcto para los pacientes.

Y no olvides esto: la inacción tiene un costo.

Si tú, como médico, no alzas la voz ni guías esta evolución, te arriesgas a un futuro donde la atención médica se defina más por la eficiencia que por la empatía, más por las cifras que por las personas.

Las decisiones que darán forma al sistema de salud del mañana deben ser tomadas por quienes entienden lo que significa realmente cuidar a otro ser humano. Ese eres tú. Permitir que otros definan ese rumbo sin tu participación es renunciar a los valores que hacen que esta profesión sea, ante todo, noble.

¿Qué puedes hacer tú?

Inicia, abre y vuelve a abrir esas conversaciones esenciales que sabes que deben ocurrir. Habla sobre cómo se están implementando la inteligencia artificial y la robótica en tu país, en tu sistema de salud, en tu organización y en tu propia práctica médica. Sé firme en defender un enfoque centrado en la persona y promueve la adopción del *Modelo de Convergencia Sanitaria*™ que has venido conociendo a lo largo de este libro.

No dudes en ponerte en contacto conmigo. A través de un trabajo colaborativo contigo y tus colegas, puedo ayudarte a crear un entorno confiable donde la tecnología acompañe—y no reemplace—la relación entre médico y paciente. Mis programas personalizados de consultoría y capacitación para un sistema de salud en evolución pueden orientarte para integrar con éxito el *Modelo de Convergencia Sanitaria*™ en tu sistema o institución. Juntos, analizaremos a fondo tu situación actual, desarrollaremos una estrategia de implementación de IA y robótica, y daremos prioridad al desarrollo de las habilidades técnicas y humanas esenciales para brindar una atención segura y eficaz en un futuro donde médicos humanos y tecnología convivirán.

Tu liderazgo es más necesario que nunca.

En el próximo capítulo, descubrirás cómo tu voz puede aportar valor en la construcción y expansión de todo el ecosistema sanitario. Verás cómo el *Modelo de Convergencia Sanitaria*™ puede ayudarte a posicionarte como protagonista en la innovación médica centrada en el paciente.

El futuro ya se está construyendo. Asegúrate de que tu voz forme parte de él.

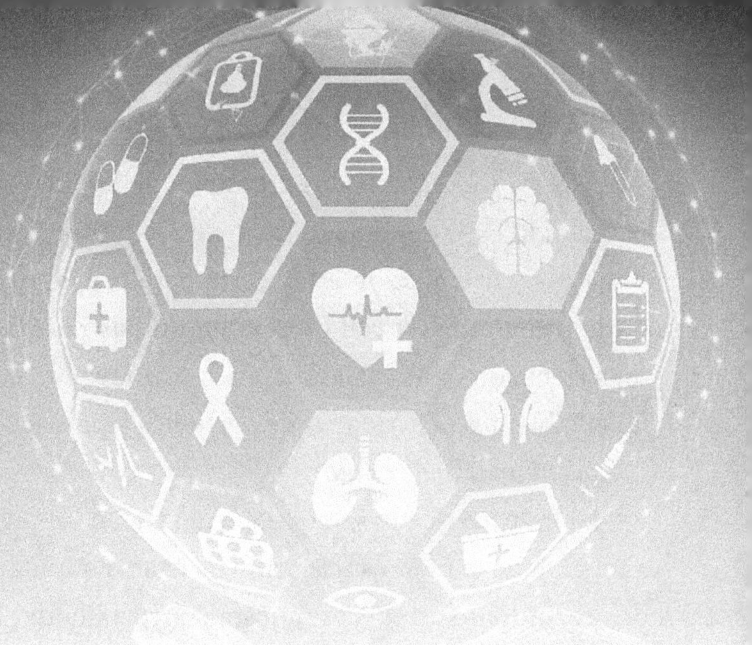

8

RESOLVER HOY LOS DESAFÍOS DE LA SALUD DEL MAÑANA

"El éxito depende de la preparación previa, y sin ella, el fracaso es seguro."

—Confucio

Como médico, tu misión va mucho más allá de diagnosticar y tratar. Eres un guardián del futuro del cuidado de la salud. En una era marcada por avances tecnológicos acelerados, la inteligencia artificial y la robótica están transformando la forma en que brindamos atención, mejoramos los resultados clínicos y reconfiguramos la profesión médica. Pero con esos avances también surgen grandes desafíos, y la clave para enfrentarlos está en la planificación proactiva, el liderazgo impulsado por los propios profesionales de la salud y el compromiso con los valores esenciales de una atención centrada en el paciente.

Este capítulo amplía los principios ágiles integrados en el MCS que has venido explorando a lo largo de este libro. Aquí encontrarás ideas prácticas y orientación estratégica para prepararte ante lo que viene. Cada principio esencial representa un paso hacia la construcción de un sistema de salud resiliente, ético e innovador, capaz de responder a las cambiantes necesidades de pacientes y profesionales.

¡Es momento de actuar!

La industria de la salud se encuentra en un punto de inflexión. La adopción de la inteligencia artificial avanza rápidamente, con una tasa de crecimiento anual compuesta proyectada del 38.6 % en el sector salud entre 2025 y 2030 (Grand View Research, 2023). Sin embargo, la adopción real de IA en la atención médica todavía es más baja en comparación con otras industrias clave (Vena Solutions, 2024). Esta brecha entre el potencial tecnológico y su implementación práctica representa tanto riesgos como oportunidades. Retrasarse puede significar perder competitividad, quedarse atrás y, lo más grave, comprometer la calidad del cuidado al paciente.

Tu voz como médico puede orientar la conversación, liderar el cambio y asegurar que esta revolución tecnológica esté guiada por la experiencia clínica y los principios éticos. Al actuar con decisión hoy, puedes ayudar a construir un sistema donde la innovación complemente —y no reemplace— el vínculo humano que es el corazón de la medicina.

Exploremos cómo aplicar estos principios clave adicionales del MCS y cómo puedes ser parte activa en la solución de los desafíos del cuidado de la salud del mañana.

DOMINA EL ENFOQUE ESTRATÉGICO PARA INTEGRAR IA Y ROBÓTICA EN LA SALUD

La expectativa que genera la inteligencia artificial y la robótica es innegable, pero no toda innovación encaja bien con tu práctica médica.

La clave para filtrar el ruido está en enfocarte en la tecnología que realmente aporte valor.

El objetivo no es adoptar tecnología por moda o presión, sino integrar herramientas que resuelvan problemas reales de manera estratégica. La IA puede optimizar flujos de trabajo, reducir ineficiencias y mejorar los resultados en la atención al paciente. Sin embargo, eso solo se logra cuando defines con claridad la visión de tu organización de salud futura y alineas la tecnología para crear un entorno óptimo en el que los médicos puedan responder a las necesidades cambiantes de los pacientes.

Imagina ofrecer diagnósticos más rápidos y precisos, disminuir la carga administrativa y mejorar la interacción con los pacientes, todo mientras liberas tiempo para enfocarte en los casos más complejos. Eso es lo que puede alcanzar una tecnología con propósito. Un estudio de McKinsey destaca que la automatización basada en IA podría ahorrar hasta 150 mil millones de dólares anuales en costos sanitarios para 2026, pero estos beneficios solo se materializan con una implementación estratégica y bien dirigida (Baxi, Parikh, Peterson, et al., 2023).

Evalúa tus flujos de trabajo actuales e identifica los puntos críticos donde la IA pueda generar impacto. Trabaja junto a tu equipo para desarrollar una hoja de ruta tecnológica que esté alineada con la visión a largo plazo de tu práctica médica.

El éxito comienza con la intención clara.

En la próxima sección, a medida que continúas con tu lectura, exploraremos cómo aceptar el cambio te posiciona como líder dentro de este nuevo panorama de la salud.

Desarrolla una mentalidad resiliente y orientada al futuro en la medicina

El ritmo del cambio en el mundo de la salud se está acelerando, y la capacidad de adaptarse ya no es opcional: es una habilidad esencial para sobrevivir.

Una mentalidad orientada al futuro es proactiva, no reactiva. Implica adelantarse a los cambios, anticipar desafíos y responder con agilidad. Las expectativas de los pacientes, las tendencias tecnológicas y los marcos regulatorios están en constante evolución. La resiliencia radica en tu capacidad de transformarte de manera continua.

Imagina ser el tipo de médico que no solo reacciona al cambio, sino que lo anticipa. Al desarrollar una actitud abierta al aprendizaje constante, la colaboración interdisciplinaria y la innovación, te posicionas —junto a tu equipo— como un pionero de la salud del mañana.

Comprométete con el aprendizaje permanente. Involúcrate en formación profesional que vaya más allá del conocimiento clínico tradicional e incluya áreas como ciencia de datos, integración tecnológica y liderazgo. Motiva a tu organización a fomentar una cultura de adaptabilidad.

En la siguiente sección, verás por qué tu voz como médico es esencial para guiar la implementación de la inteligencia artificial y la robótica.

Poner a los médicos en el centro de la transformación inteligente del sistema de salud

La tecnología sin la mirada clínica está destinada al fracaso. Tu experiencia creciente es la que puede cerrar la brecha entre lo que es posible y lo que realmente funciona en los entornos clínicos del mundo real.

El éxito de la inteligencia artificial en el ámbito médico depende de que los profesionales participen en todas las etapas: desde identificar los puntos críticos hasta evaluar opciones tecnológicas y asegurar una implementación fluida. Según un estudio de Deloitte, el 63 % de los líderes del sector salud reconoce la importancia de contar con la opinión médica en la adopción tecnológica, aunque muchos aún la excluyen del proceso de toma de decisiones (Appleby, Kumar, Wheeler, et al., 2023).

Imagina formar parte de un ecosistema donde la tecnología realmente apoya tu trabajo, en lugar de complicarlo. Cuando las transformaciones tecnológicas son guiadas por el criterio clínico, las soluciones resultan más intuitivas, efectivas y ajustadas a las verdaderas necesidades del paciente. Incluir a los médicos en el proceso mejora los niveles de adopción y da lugar a mejores resultados.

Muchos de ustedes, como médicos, pueden asumir un rol activo en las decisiones relacionadas con tecnología. Promuevan evaluaciones clínicas, programas piloto liderados por médicos, y asegúrense de que su perspectiva sea parte fundamental en la selección, implementación y mejora de las herramientas de IA.

En la próxima sección, te explicaré por qué elegir de manera inteligente las soluciones de IA y robótica será clave para optimizar todo el sistema de salud.

Selección inteligente: invierte en soluciones de IA y robótica que tus médicos, pacientes y organización realmente merecen

Con un mercado saturado de opciones en inteligencia artificial, ¿cómo elegir la adecuada? La experiencia demuestra que una mala decisión puede traducirse en recursos desperdiciados, baja adopción y necesidades del paciente insatisfechas.

Elegir soluciones de IA va mucho más allá de las especificaciones técnicas. La confiabilidad, la capacidad de adaptación y la retroalimentación del personal clínico son factores esenciales. Un estudio de *Harvard Business Review* reveló que el 85 % de los proyectos de IA fracasan no por fallas tecnológicas, sino por una mala integración y falta de alineación con las necesidades reales de los usuarios (Bojinov, 2023).

Imagina implementar herramientas de IA que realmente potencien tus capacidades clínicas, que sean transparentes, confiables y estén diseñadas pensando en médicos y pacientes. La inversión correcta genera confianza, mejora la eficiencia y permite alcanzar nuevos niveles en la calidad de la atención.

Participa activamente en evaluaciones rigurosas de las herramientas potenciales. Elige soluciones con historial comprobado, capacidad clara de adaptación y mecanismos de retroalimentación accesibles. Promueve inversiones que prioricen la seguridad, la confiabilidad y un diseño centrado en el usuario.

Te invito a seguir acompañándome en esta lectura para explorar cómo puedes garantizar una integración fluida y efectiva de estas tecnologías.

Logra una sinergia estratégica mediante la capacitación en IA y una asignación eficiente de recursos

Incluso las herramientas de inteligencia artificial más avanzadas solo son tan efectivas como quienes las utilizan. La capacitación adecuada no es solo importante; es un componente vital dentro de cualquier organización de salud. Piensa en la formación en IA como el sistema nervioso central: conecta y alinea el potencial tecnológico con tu experiencia clínica. No se trata simplemente de aprender a usar una nueva herramienta, sino de integrar la IA al corazón de tu práctica, hasta que se convierta en una extensión natural de tu proceso de toma de decisiones clínicas.

Si consideras la capacitación en IA como un trámite más dentro de tu desarrollo profesional, estás perdiendo de vista el panorama completo. Lo que está en juego es la creación de una verdadera sinergia entre tecnología de punta y conocimiento médico. Y eso requiere mucho más que una instrucción básica: exige un programa sólido, continuo, que incluya práctica en situaciones reales, retroalimentación constante y una estrategia clara en la asignación de recursos. Desde el personal de primera línea hasta los especialistas, todos deben estar capacitados para aprovechar la IA de manera efectiva y hacer de la tecnología una parte natural de su labor diaria.

Imagina un entorno médico donde cada profesional se sienta seguro usando la IA, sin verla como una carga o como un sistema difícil de manejar, sino como un aliado intuitivo para brindar atención. Según Accenture, las organizaciones que priorizan una formación integral en IA logran tasas de adopción más del 40 % superiores a aquellas que no lo hacen (Vohra, Vasal, Roussiere, et al., 2022). Esta cifra lo dice todo: una integración exitosa de la IA comienza invirtiendo en capacitación profunda y significativa.

Como médico, tu voz tiene peso. Úsala para impulsar programas de capacitación que vayan más allá del conocimiento superficial. Promueve una formación profunda, con simulaciones realistas y experiencias prácticas que permitan a tu equipo dominar verdaderamente las herramientas de IA. Cuando todos en tu organización—desde enfermeras hasta especialistas—comprenden cómo aprovechar al máximo estas tecnologías, se libera su verdadero potencial para mejorar los resultados de los pacientes.

La capacitación no termina con los profesionales clínicos. La IA también requiere preparación cuidadosa antes de ser implementada. Elegir los datos de entrenamiento adecuados es fundamental. La IA aprende tanto de la teoría (guías clínicas, publicaciones) como de la práctica (datos reales), pero la supervisión humana sigue siendo indispensable. Los médicos deben participar en la revisión de la calidad de los datos que alimentan a la IA y en la verificación de la precisión de sus conclusiones. Sin este paso crítico, las herramientas pueden verse afectadas por sesgos o errores que comprometan el cuidado del paciente.

Pasemos ahora a la siguiente sección, donde exploraremos cómo la construcción de confianza juega un papel fundamental en la adopción exitosa de nuevas tecnologías.

Construye confianza mediante una implementación reflexiva de IA y robótica con los médicos en el centro

La relación entre los médicos y la inteligencia artificial debe construirse sobre la base de la confianza. Sin ella, incluso la tecnología más avanzada está destinada al fracaso.

La confianza no se construye de la noche a la mañana. Es el resultado de una comunicación clara, prácticas éticas y el compromiso de que las soluciones de IA sean tan transparentes y responsables como innovadoras. Asegúrate de que tu personal médico se sienta escuchado y tenga la certeza de que la IA que se implementará en tu organización de salud refuerza su autonomía durante todo el proceso, en lugar de reducirla.

Imagina un entorno clínico donde las herramientas de IA sean aliadas de confianza: se encargan de las tareas rutinarias mientras tú te concentras en las decisiones complejas y en el vínculo con el paciente. Según un estudio de PwC, el 70 % de los pacientes está más dispuesto a confiar en una atención impulsada por IA si está supervisada por médicos en quienes ya confían (Rao, Verwegij, 2017).

Lidera conversaciones sobre las implicancias éticas de la IA. Promueve marcos de responsabilidad que protejan tanto a los médicos como a los pacientes. La confianza se construye asegurando que las herramientas tecnológicas sean transparentes, confiables y estén alineadas con los valores centrados en el ser humano.

Ahora avancemos hacia la siguiente sección, donde exploraremos cómo la sostenibilidad puede integrarse de forma estratégica en tus planes de salud.

Abre camino hacia una atención médica sostenible

La sostenibilidad no es solo una preocupación ambiental; es una prioridad urgente dentro del sistema de salud, con múltiples dimensiones.

Como médicos, tenemos la responsabilidad de considerar el impacto a largo plazo y la resiliencia de nuestras prácticas. La inteligencia artificial y la robótica ofrecen oportunidades para reducir el desperdicio, optimizar el uso de recursos, promover la salud ambiental y apoyar al personal sanitario. La sostenibilidad en salud es tanto un asunto ético como una forma de reducir nuestra huella ecológica.

De manera colectiva, los profesionales de la salud debemos reconocer que nuestras decisiones de hoy afectarán a las generaciones futuras. Un informe de la Organización Mundial de la Salud (OMS) resalta que los sistemas de salud deben priorizar la sostenibilidad para alcanzar una resiliencia duradera (OMS, 2023).

Imagina un sistema de salud donde cada decisión esté guiada por principios de sostenibilidad, donde tu práctica brinde una atención de alta calidad y, al mismo tiempo, minimice su impacto ambiental. La sostenibilidad en la atención médica no es solo una buena práctica: es una responsabilidad.

Integra este principio del *Modelo de Convergencia Sanitaria*™ en tu agenda de sostenibilidad y en tus procesos de toma de decisiones. Usa la inteligencia artificial para monitorear, gestionar y optimizar el uso de recursos, la asignación y el rendimiento de forma eficiente.

Evalúa el consumo actual de recursos en tu práctica y detecta áreas donde la IA pueda contribuir a una atención más sostenible. Sé un referente en tu organización impulsando la sostenibilidad como parte de su planificación estratégica.

El siguiente principio del MCS puede ayudarte a revolucionar tu estrategia de datos en salud y a comprender cómo la inteligencia artificial puede transformar su gestión.

Aprovecha la inversión en IA para una gestión de datos eficiente

Los datos son la base de la atención médica moderna, pero una gestión deficiente puede generar problemas complejos que afectan seriamente su funcionamiento.

La gestión de datos impulsada por inteligencia artificial representa una oportunidad única para optimizar la manera en que produces, recopilas, almacenas y utilizas la información. Cuando los datos son precisos y confiables, mejoran la toma de decisiones, fortalecen los análisis predictivos y hacen posible una atención más personalizada para cada paciente. Un estudio de Deloitte demostró que este tipo de gestión puede reducir los tiempos de procesamiento hasta en un 80 %, lo que se traduce en resultados más ágiles y precisos (Phillips, Sharma, Saif, et al., 2020).

Este principio del MCS garantiza que los datos en tu sistema, institución o consultorio no se conviertan en una carga, sino que funcionen como un recurso estratégico. Cada dato debe ser accesible, útil y estar alineado con los objetivos de eficiencia, seguridad del paciente y calidad del servicio. Una estrategia adecuada en la gestión de datos puede transformar desde los resultados clínicos hasta la planificación financiera.

Invierte en herramientas de inteligencia artificial que te ayuden a depurar, organizar y analizar los datos en función de tus metas específicas, y que también puedan fortalecer tus políticas de gobernanza de datos, priorizando la precisión, la transparencia y el acceso. Las soluciones de IA para la gestión de datos pueden abrir nuevas posibilidades para ofrecer cuidados más personalizados, aplicar analítica predictiva y tomar decisiones mejor fundamentadas.

Usa tu liderazgo médico para adoptar un enfoque proactivo en la gestión de datos dentro de tu organización o práctica de salud. Trabaja en conjunto con tu equipo para analizar la información con mayor eficacia y así lograr mejores resultados para tus pacientes.

En la siguiente sección, podrás conocer cómo la inteligencia artificial puede potenciar tus investigaciones y fomentar la innovación.

Impulsa la investigación médica avanzada con el poder de la inteligencia artificial

La investigación es la base del progreso en medicina, pero con frecuencia se ve frenada por la falta de tiempo, recursos y métodos tradicionales. Como profesional con visión en el área de la salud, sabes que estas barreras ralentizan los descubrimientos y la innovación. Hoy te encuentras en un punto clave: la inteligencia artificial tiene el potencial de transformar por completo este panorama. Al analizar grandes volúmenes de datos en tiempo real, la IA permite descubrir hallazgos que antes pasaban desapercibidos, aportando una precisión, rapidez y profundidad sin precedentes al trabajo científico.

Tu conocimiento, como médico o investigador, es fundamental para liderar esta nueva etapa en la ciencia. La IA no es simplemente una herramienta más: es un impulsor que te permite explorar nuevas hipótesis, confirmar resultados y fomentar la innovación con mayor agilidad. Imagina dirigir estudios clínicos que generen resultados sólidos en una fracción del tiempo habitual. La IA te ayuda a dejar atrás los límites tradicionales y a ampliar lo que es posible en el ámbito de la investigación médica.

Gracias a su capacidad para procesar enormes cantidades de información al instante y detectar patrones ocultos, la inteligencia artificial abre la puerta a investigaciones más eficaces, profundas y orientadas a resultados. Ya sea que trabajes en ensayos clínicos, salud pública o medicina personalizada, la IA eleva la calidad y la velocidad de tu labor científica. Según IBM, los estudios apoyados por IA pueden generar resultados hasta un 90 % más rápido al identificar correlaciones y desenlaces (Willard, Dobrindt, Crowther, 2023).

Para aprovechar este potencial al máximo, incorpora los principios del *Modelo de Convergencia Sanitaria*™ en tu estrategia de investigación. Establece alianzas con instituciones académicas, socios tecnológicos y expertos del sector para aplicar análisis con inteligencia artificial, procesamiento de *big data* y modelos predictivos. Este enfoque facilitará descubrimientos más precisos y relevantes, y permitirá avanzar hacia hallazgos verdaderamente transformadores.

El uso de datos reales de pacientes también permite superar los sesgos de selección, lo que podría resolver muchas incógnitas que los ensayos tradicionales no logran responder. Para obtener resultados confiables, es fundamental aplicar metodologías sólidas y técnicas analíticas avanzadas. Así garantizas que la IA actúe como un socio estratégico en una investigación rigurosa y basada en evidencia.

A medida que exploras nuevas fronteras en la ciencia médica, ten presente que la inteligencia artificial puede ser una aliada poderosa para fortalecer tus capacidades investigativas. En la siguiente sección, exploraremos cómo las alianzas estratégicas pueden posicionarte en el centro de la transformación e innovación en salud.

Impulsa el crecimiento y la innovación mediante alianzas estratégicas con IA y robótica

El panorama de la salud está atravesando una transformación profunda, impulsada por la inteligencia artificial y la robótica. Como médicos, tienen una posición privilegiada para liderar este cambio. Pero para aprovechar realmente el potencial de esta revolución tecnológica, no basta con avanzar en solitario. Las alianzas estratégicas son clave para generar la innovación y el crecimiento necesarios para redefinir el futuro de la medicina.

Este principio del MCS se centra en fomentar alianzas estratégicas que permitan construir un ecosistema en el que empresas tecnológicas, instituciones académicas y organizaciones de salud trabajen en conjunto para expandir los límites de lo posible. Estas alianzas no se tratan solo de compartir recursos: se trata de combinar conocimientos, impulsar investigaciones innovadoras y desarrollar soluciones integradas que mejoren los resultados clínicos y optimicen la atención médica. Un informe de McKinsey señala que las organizaciones que establecen este tipo de colaboraciones experimentan un crecimiento en innovación de entre el 20 % y el 25 % (De Backer, Rinaudo, 2019). Impulsar alianzas no es solo adaptarse al cambio: es liderarlo.

Imagina lo que puede lograrse cuando la inteligencia artificial y la robótica se integran con fluidez en tu práctica clínica, en colaboración con las principales firmas tecnológicas y universidades. Las alianzas estratégicas abren el acceso a recursos y conocimientos de vanguardia que, de otro modo, estarían fuera del alcance. Y el impacto va más allá: el intercambio ético y transparente de datos entre socios puede contribuir de manera significativa a reducir los costos crecientes del sistema de salud. Cuando se hacen bien, estas alianzas permiten avanzar en la ciencia médica y al mismo tiempo construir una atención más sostenible, accesible y equitativa.

Como médico y líder, puedes ser quien impulse este tipo de colaboraciones. Promueve alianzas que estén alineadas con tus valores y objetivos. Prioriza aquellas basadas en la confianza, la gestión ética de los datos y una visión compartida centrada en el bienestar del paciente. Acércate a empresas tecnológicas, instituciones médicas académicas y centros de investigación para explorar espacios donde tu experiencia clínica se potencie gracias a la innovación. Estas alianzas son el modelo para generar un crecimiento sólido y sostenible en el sector salud.

En esta nueva era dominada por la IA y la robótica, el crecimiento y la innovación ya no se generan dentro de los muros de una sola institución. Florecen allí donde hay colaboración, visión compartida y propósito común. Como profesionales de la medicina, es nuestra responsabilidad abrazar esta etapa y contribuir a moldearla a través de alianzas estratégicas. Solo trabajando juntos —entre industrias, disciplinas y países— podremos liberar todo el potencial de un sistema de salud más innovador, ético y efectivo para todos.

En la siguiente sección, exploraremos cómo preparar a la próxima generación de profesionales de la salud con habilidades impulsadas por la IA puede sentar las bases para prosperar en este nuevo entorno. Tu liderazgo en estas alianzas es solo el comienzo. Ahora toca formar a quienes continuarán este camino.

Preparar al personal médico del futuro para prosperar con la inteligencia artificial

A medida que el sistema de salud evoluciona, también deben hacerlo las personas que lo impulsan.

La próxima generación de profesionales de la salud no solo debe contar con conocimientos clínicos tradicionales, sino también dominar las herramientas del mañana: la inteligencia artificial y la robótica. Este cambio no se trata simplemente de adaptarse a los nuevos tiempos, sino de liderarlos. Formar a los equipos médicos para que prosperen en un entorno guiado por IA es clave para una innovación sostenible en salud.

En las siguientes páginas, quiero invitarte a iniciar —o retomar— una conversación sobre la importancia de preparar al personal actual y modernizar la educación médica. Pero el reto va más allá de actualizar los planes de estudio: se trata de empoderar verdaderamente a quienes formarán parte del sistema de salud del futuro. Para lograrlo, se deben diseñar programas de formación y desarrollo profesional estratégicos, alineados con las realidades de una medicina impulsada por tecnología. Esto exige planificación, enfoque en competencias tecnológicas y un firme compromiso con la diversidad y la inclusión.

Veamos cómo podemos hacerlo realidad.

ANTICIPARSE A LOS NUEVOS PERFILES PROFESIONALES EN LA ERA DE LA SALUD CON IA

El futuro de la medicina no solo traerá tecnología más inteligente, sino también roles más inteligentes. El avance de la IA y la robótica está generando la necesidad de nuevos perfiles profesionales que aún no están completamente definidos, pero que serán esenciales para garantizar una integración eficiente de estas tecnologías en los sistemas de salud.

Este principio del *Modelo de Convergencia Sanitaria*™ propone un modelo de equipos médicos en el que especialistas en IA, expertos en ciberseguridad y profesionales en comunicación trabajen en conjunto con los clínicos para crear entornos asistenciales optimizados por tecnología. La demanda de expertos en implementación clínica de IA, mantenimiento, seguridad y formación está creciendo rápidamente.

Según un informe del Foro Económico Mundial, para el año 2025 podrían desaparecer 85 millones de empleos por efecto de la automatización y la IA, pero surgirán 97 millones de nuevos roles más adaptados a esta era tecnológica (Russo, 2020). Estos nuevos puestos requerirán una combinación de conocimientos médicos y habilidades técnicas avanzadas.

Como médico, tu voz tiene un peso importante. Úsala para influir en el diseño e integración de estos nuevos perfiles. Planificar adecuadamente y apoyar la creación de programas formativos especializados es fundamental para que el sector salud esté preparado ante esta transformación inminente. Los beneficios son evidentes: contar con un equipo de salud ágil, resiliente y capaz de aprovechar al máximo el potencial de la inteligencia artificial para lograr mejores resultados clínicos.

Colabora con universidades, empresas tecnológicas y líderes del sector para definir y desarrollar estos nuevos roles. Impulsa programas de formación continua que cierren las brechas de conocimiento en IA y ofrezcan caminos claros para que los profesionales de la salud puedan evolucionar hacia estas nuevas posiciones.

A continuación, veremos cómo puedes acompañar y preparar tanto al personal actual como a las futuras generaciones para este gran cambio.

Fortalecer las competencias tecnológicas del personal médico

Existe un mito persistente: que los médicos y la tecnología no se llevan bien. Esta idea, heredada del pasado, se basa en que durante mucho tiempo la formación tecnológica de los profesionales de la salud fue una prioridad secundaria.

Pero la realidad es otra. Como médicos, somos perfectamente capaces de dominar la tecnología. Hemos estudiado a fondo el cuerpo humano, sabemos diagnosticar y tratar enfermedades complejas… ¿por qué no podríamos entender también cómo funcionan la inteligencia artificial o la robótica?

La clave está en ofrecer una formación específica, práctica y directamente relacionada con la labor clínica. Según un informe de PwC de 2022, el 90 % de los líderes del sector salud cree que la inteligencia artificial será esencial para sus organizaciones en un plazo de cinco años. Esto refleja claramente cómo la industria reconoce el papel crucial que la IA tendrá en la gestión y administración de la salud (HHM Global). Sin embargo, muchos profesionales aún no se sienten preparados para utilizarla de manera eficaz.

Aplica este principio del MCS para imaginar un entorno de atención médica en el que todos los profesionales, sin importar su especialidad, se sientan seguros usando herramientas de IA para mejorar la atención al paciente. Olvídate de tener que lidiar con sistemas confusos o sentirte ajeno a la tecnología que debería estar ayudándote. En su lugar, piensa en la IA como una aliada intuitiva, que complementa tu experiencia clínica en lugar de entorpecerla.

Impulsa programas de capacitación completos, con prácticas reales, que desarrollen habilidades tecnológicas. Esto debe abarcar desde una comprensión básica de la inteligencia artificial hasta formación avanzada para funciones específicas. Promueve una cultura de aprendizaje dentro de tu institución, donde se valore tanto el conocimiento tecnológico como el médico.

En la siguiente sección, veremos cómo la inteligencia artificial puede ayudar a construir un entorno de salud más inclusivo.

Aprovechar la IA para impulsar la diversidad e inclusión en el sector salud

La llegada de tecnologías avanzadas no tiene por qué ir en contra de la inclusión. Este principio del MCS propone utilizar la inteligencia artificial y la robótica como herramientas para promover la diversidad en el ámbito de la salud, haciéndolo más accesible para personas con diferentes capacidades y orígenes.

Imagina un entorno médico en el que un profesional con movilidad reducida pueda llevar a cabo procedimientos complejos gracias a la robótica avanzada, o donde los comandos de voz sustituyan al teclado para quienes enfrentan barreras físicas. La inteligencia artificial tiene el poder de eliminar obstáculos que antes impedían que muchas personas pudieran desarrollarse plenamente en este campo.

Fomentar la diversidad dentro del personal sanitario también mejora la competencia cultural en la atención al paciente. Un equipo diverso aporta distintas perspectivas, lo que se traduce en mejores decisiones, vínculos más sólidos con los pacientes y resultados más efectivos. De hecho, un estudio de Korn Ferry reveló que los equipos diversos tienen un 70 % más de probabilidades de conquistar nuevos mercados. Al impulsar la diversidad y la inclusión mediante la tecnología, ayudamos a construir un sistema de salud más justo y eficiente para todos.

Es fundamental abogar por la integración de herramientas de IA que mejoren la accesibilidad y fomenten el talento diverso. Colabora con las áreas de recursos humanos y capacitación para que las estrategias de reclutamiento, retención y desarrollo sean realmente inclusivas y equitativas.

Ahora exploremos cómo puedes revertir el desgaste emocional y el estrés del personal clínico.

Usa la IA para potenciar el bienestar de tu equipo de salud

El agotamiento y el estrés son problemas generalizados en el sector salud. Más del 40 % de los médicos reportan síntomas de burnout (Hodkinson, Zhou, Johnson, et al., 2022). La inteligencia artificial y la robótica pueden marcar una diferencia real, no sustituyendo al personal, sino haciendo que su trabajo sea más llevadero y gratificante.

La paradoja del cuidado de la salud es que quienes se dedican a sanar, muchas veces descuidan su propio bienestar. Imagina un sistema en el que la IA se encargue de tareas repetitivas, optimice los procesos y reduzca la carga administrativa. Así, los médicos pueden dedicar más tiempo a lo esencial: atender a sus pacientes y generar vínculos significativos.

Este principio del MCS propone implementar sistemas de apoyo impulsados por IA para reducir el agotamiento laboral,[12] disminuir el agotamiento y fortalecer la resiliencia del personal de salud. Herramientas como los asistentes digitales o la automatización de procesos pueden reducir tanto la carga administrativa como el esfuerzo mental que recae sobre los profesionales, ayudando a prevenir el burnout. Cuando la IA se encarga de las tareas que más desgastan, es más fácil reconectar con la vocación que te llevó a la medicina.

12 Consulta el capítulo "Deja de ignorar, empieza a notar" en mi libro *La voz del médico*.

Integrar soluciones basadas en IA que prioricen y monitoreen el bienestar del equipo debe ser una prioridad institucional. Usa tu voz médica para respaldar tecnologías que disminuyan el estrés y favorezcan un mejor equilibrio entre el trabajo y la vida personal. Promueve una cultura donde la salud del personal se considere tan importante como la de los pacientes.

Sigamos avanzando y descubramos cómo la IA puede transformar la manera en que las organizaciones de salud atraen y retienen al mejor talento.

Transforma tu estrategia de talento para revolucionar el reclutamiento

Las estrategias tradicionales de reclutamiento y gestión de talento ya no son suficientes en un mundo impulsado por la inteligencia artificial. Si quieres atraer y retener a los mejores profesionales, es momento de replantear cómo medimos las habilidades, detectamos el potencial y fomentamos el crecimiento.

Este principio de MCS propone adoptar una estrategia de talento en la que el avance profesional no dependa de qué tan bien alguien hable de sus logros, sino de evaluaciones precisas y objetivas sobre sus habilidades y aportes reales. La IA tiene el potencial de revolucionar el reclutamiento al ofrecer una visión más profunda de las fortalezas de los candidatos y alinear esas capacidades con roles donde puedan desarrollarse al máximo. Para que esto funcione, las organizaciones de salud y los profesionales deben comprometerse a reconocer y recompensar el talento de manera justa.

Gracias a la IA, es posible diseñar trayectorias profesionales claras y accesibles, que atraigan talento diverso y promuevan un desarrollo profesional continuo, personalizado. Esto no solo fortalece a la organización, sino que también permite que cada médico alcance su máximo potencial. Incorporar IA en los procesos de reclutamiento y crecimiento profesional puede aumentar notablemente la retención de talento y el compromiso del equipo (Needhi, 2024).

Es importante impulsar herramientas de reclutamiento basadas en IA que evalúen a los candidatos por sus habilidades, desempeño y potencial de crecimiento, dejando atrás los sesgos tradicionales. Promueve programas de desarrollo profesional simples, basados en datos, que fomenten el aprendizaje continuo y generen oportunidades reales para que todos en tu organización puedan destacar.

A continuación, la tercera sección del capítulo "Resolver los retos del cuidado de la salud del mañana, hoy" analiza cómo adaptar los modelos de atención médica a las tecnologías de nueva generación es clave para mantenerse vigente en un mundo donde las expectativas de los pacientes y las posibilidades de atención evolucionan constantemente.

ADAPTAR LOS MODELOS DE ATENCIÓN MÉDICA A LA TECNOLOGÍA DE NUEVA GENERACIÓN

Bienvenido a la siguiente etapa de este camino que compartimos. Como médicos y líderes de pensamiento en el campo de la salud, saben que mantenerse vigentes implica evolucionar al ritmo de los avances tecnológicos que están transformando por completo nuestra industria.

En esta sección abordaremos cómo las tecnologías de última generación nos abren la puerta para rediseñar por completo la forma en que brindamos atención. La clave está en adaptar nuestros modelos a lo que ahora es posible, sin perder de vista lo más importante: las necesidades y experiencias del paciente.

Para afrontar los retos actuales —y los que vienen— es momento de replantearnos cómo ofrecemos nuestros servicios. Integrar inteligencia artificial y robótica no es solo una cuestión de tecnología; es una evolución en la forma misma de entender el cuidado.

Exploremos juntos cómo la voz de los profesionales médicos puede liderar esta transformación.

Lograr una verdadera continuidad en la atención médica moderna

La continuidad en la atención no es solo una expresión de moda; es la base sobre la que se construye una atención eficaz. Sin embargo, con frecuencia el seguimiento se interrumpe entre una consulta y otra, generando vacíos que afectan directamente la salud de los pacientes. La IA y las tecnologías emergentes pueden ayudarnos a cerrar esas brechas.

Imagina un sistema en el que el cuidado no se detiene cuando el paciente sale de la clínica u hospital, sino que continúa sin interrupciones en casa. Gracias a dispositivos portátiles, hogares inteligentes, baños con sensores, asistentes virtuales personalizados y robots de asistencia, es posible ofrecer monitoreo constante, orientación ajustada a cada persona e intervenciones a tiempo, sin depender exclusivamente de profesionales desbordados.

Una revisión exhaustiva de la telemedicina y del monitoreo remoto de pacientes demostró mejoras tanto en los resultados clínicos como en la percepción de satisfacción de los usuarios (Vudathaneni, Lanke, Mudaliyar, et al., 2024). Aplicar este principio dentro de tu sistema, organización o práctica médica permitirá que los pacientes reciban una atención continua que se adapta en tiempo real a sus necesidades. Imagina poder ofrecer tratamientos optimizados, acompañamiento en cambios de hábitos y seguimiento remoto, manteniendo siempre la comunicación fluida entre la atención primaria y especializada. Al utilizar estas herramientas, garantizas que nadie se quede sin el cuidado que necesita.

Es hora de promover activamente la incorporación de estas tecnologías basadas en inteligencia artificial dentro de tu práctica profesional.

Colabora con socios tecnológicos para descubrir cómo estas soluciones pueden enriquecer tu modelo de atención. Sé parte activa en la adopción de este enfoque de futuro.

Y mientras reflexionamos sobre los beneficios de una atención continua, te invito a seguir explorando cómo construir un entorno de salud más conectado, coordinado y humano.

Cerrar brechas para lograr servicios de salud realmente integrados

Uno de los mayores retos de la atención médica actual es la fragmentación. Cuando la atención primaria, las especialidades médicas, la salud mental y los servicios sociales trabajan de forma aislada, los más afectados son los pacientes. Pero ¿y si pudiéramos eliminar esas barreras?

Este principio de MCS propone que la inteligencia artificial puede ser la fuerza que conecte todas las áreas del sistema de salud. Por ejemplo, compartir e integrar datos de manera eficiente puede facilitar una atención integral, coordinada y adaptada a las necesidades reales de cada paciente. La visión de servicios completamente integrados ya no es una fantasía lejana; está más cerca de lo que creemos.

Una revisión amplia sobre intervenciones de atención integrada demostró que las hospitalizaciones y reingresos pueden reducirse hasta en un 50 por ciento (Damery, Flanagan y Combes, 2016).

Imagina las posibilidades cuando la información fluye sin obstáculos a lo largo del proceso de atención. Las personas con enfermedades crónicas podrían recibir una coordinación médica que antes parecía imposible. La integración dejaría de ser la excepción para convertirse en la norma, con mejores resultados, menos esfuerzos duplicados y una experiencia realmente centrada en el paciente.

Este principio también puede ayudarte a impulsar proyectos de atención integrada dentro de tu organización. Colabora con colegas de distintas áreas para identificar e implementar herramientas de inteligencia artificial que faciliten el intercambio de información y el trabajo conjunto. El futuro del cuidado de la salud es interconectado, y tú tienes el poder de hacerlo realidad.

Ahora que ya sabes cómo cerrar brechas en la atención, veamos cómo la inteligencia artificial puede ayudarte a ofrecer una experiencia centrada en el paciente.

Libera el poder de la IA para lograr una atención centrada en el paciente

Durante años se ha considerado que la atención centrada en el paciente es el modelo ideal. Sin embargo, en la práctica, a menudo se limita a encuentros aislados o a intervenciones de corto plazo. ¿Qué pasaría si pudiéramos extender ese enfoque más allá del consultorio, acompañando a los pacientes en su día a día?

La inteligencia artificial tiene el potencial de transformar por completo la relación con los pacientes, haciendo que la atención sea más personalizada, continua y adaptativa. Desde ofrecer información educativa ajustada a cada caso, hasta monitorear enfermedades crónicas o ajustar tratamientos en tiempo real, la IA puede llevar este modelo de atención a un nivel superior. Además, involucrar a los pacientes desde el diseño mismo de las herramientas de IA es clave para lograr una participación genuina (Adus, Macklin, Pinto, 2023).

Este principio de MCS puede ayudarte a transformar el modelo de atención tradicional en uno donde los pacientes sean verdaderos aliados en su proceso de cuidado. Es posible construir una experiencia donde estén activamente involucrados a través de herramientas personalizadas, programas de autogestión guiados y respuestas oportunas que se ajusten a sus necesidades. La IA puede ser tu aliada para brindar apoyo constante, lo que se traduce en mejores resultados, mayor satisfacción y una relación médico-paciente más cercana.

Incorpora herramientas de participación impulsadas por IA en tu práctica. Promueve sistemas que den al paciente el control de su salud, al mismo tiempo que te brindan información valiosa para ofrecer una atención realmente personalizada. Sé quien lidere el cambio hacia una atención centrada en el paciente que no se quede en el discurso, sino que se convierta en una realidad concreta.

Con la atención centrada en el paciente como eje, exploremos ahora cómo asegurarnos de que la tecnología trabaje a favor de todos los involucrados en la atención médica.

Libera el potencial de la IA para aliviar la carga de la atención primaria

La atención primaria está bajo una enorme presión. Muchos médicos se ven saturados con consultas por dolencias menores, lo que les deja poco espacio para atender casos complejos. La IA puede ofrecer una solución al automatizar tareas rutinarias, permitiéndote concentrarte en lo que realmente importa.

Asistentes virtuales y herramientas inteligentes de recopilación de datos pueden asumir buena parte del trabajo de evaluar y manejar enfermedades leves. Estas tecnologías pueden brindar consultas a demanda, hacer triaje de pacientes e incluso recomendar tratamientos desde la comodidad del hogar. El triaje asistido por IA puede reducir los tiempos de espera en consultas generales hasta en un 70% (ICJ, 2023).

Aplicar este principio de MCS en tu sistema, organización o práctica puede liberarte de visitas rutinarias y darte más tiempo para casos que requieren mayor profundidad clínica. Al aprovechar las capacidades de la IA, puedes identificar enfermedades graves con mayor rapidez y dedicarte a lo que verdaderamente marca la diferencia. Los pacientes se benefician de una atención más rápida y accesible, y tú, de una carga laboral más manejable y sostenible.

Además, puedes explorar soluciones que asuman evaluaciones rutinarias en tu consulta. También es posible abogar por inversiones en asistentes virtuales diseñados para complementar —no reemplazar— tu experiencia médica. Al integrar este principio, estarás sacando el mayor provecho a tu inversión en tecnología y preparando el camino para una práctica más equilibrada y eficiente.

Y ahora que estás optimizando tu enfoque en atención primaria, veamos cómo liberar el potencial de la IA también puede ayudarnos a llevar equidad a quienes más lo necesitan.

Ampliar el acceso a la salud en zonas marginadas con el poder de la IA y la robótica

La calidad de la atención médica no debería depender del lugar donde una persona vive ni de su situación económica. Sin embargo, estas desigualdades siguen existiendo. La inteligencia artificial y la robótica ofrecen una oportunidad única para cerrar esas brechas y llevar atención médica incluso a las comunidades más remotas o desatendidas.

Consultas a distancia respaldadas por IA y herramientas avanzadas de diagnóstico pueden brindar atención de calidad a quienes, de otro modo, quedarían fuera del sistema. Desde aldeas rurales hasta barrios urbanos sin servicios suficientes, la tecnología puede llevar atención especializada justo donde más se necesita. De hecho, la Organización Mundial de la Salud estima que una telemedicina accesible podría mejorar el acceso a la salud para 1.300 millones de personas con alguna discapacidad significativa en todo el mundo (OMS, 2024).

Aplicando este principio del MCS, puedes llegar a pacientes que hoy no reciben atención adecuada y ofrecerles los cuidados que merecen. También puedes ampliar el alcance de tu práctica médica y generar un impacto real en comunidades que históricamente han sido olvidadas. Recuerda: la IA y la robótica no son solo herramientas tecnológicas, son impulsoras de equidad en salud.

Incorporar este principio en tu práctica u organización te permitirá abogar con más fuerza por soluciones de IA y telemedicina en zonas marginadas. Colabora con instituciones que prioricen la equidad en salud y promueve iniciativas que amplíen el acceso a través de la tecnología. Como profesionales de la salud —y en especial quienes lideran el pensamiento médico— tienen el poder de inspirar con el ejemplo y alzar la voz por una salud accesible para todos.

En la siguiente sección, te invito a explorar otro ámbito en el que la inteligencia artificial puede ayudarte a transformar los resultados en salud.

Usar los datos para mejorar la atención médica y los resultados en salud

Los datos son el sistema nervioso de la medicina moderna, pero su verdadero valor está en cómo se aprovechan. La IA puede convertir datos en bruto en información práctica que mejora la atención en todos los niveles: desde detectar enfermedades de forma temprana hasta personalizar tratamientos según el perfil de cada paciente (Dixon, Sattar, Moros, et al., 2024). Allí es donde los datos revelan su poder: cuando se usan de forma estratégica para tomar mejores decisiones clínicas.

Puede que te preguntes cómo este principio de MCS puede ayudarte a mejorar tanto la atención como los resultados. Las soluciones impulsadas por IA abren la puerta a anticipar tendencias de salud, identificar pacientes en riesgo y crear planes de medicina personalizada con base en un análisis profundo de datos. Ya sea para detectar enfermedades a tiempo, ajustar tratamientos o fomentar un envejecimiento saludable, la IA permite utilizar cantidades masivas de datos como nunca antes.

Ya recolectas datos en tu práctica u organización, pero la IA puede ayudarte a liberar todo su potencial. Analizar tendencias, predecir escenarios y personalizar la atención transforma tu enfoque de uno reactivo a uno verdaderamente proactivo. La medicina de precisión ya no es un ideal futuro: está al alcance de tus manos. Aprovecha el análisis de datos con IA para optimizar la atención que ofreces.

Como líder de opinión, tu voz tiene peso. Úsala para promover sistemas que prioricen la precisión de los datos, el intercambio ético de información y la protección de la confidencialidad, al mismo tiempo que te permiten mejorar los resultados de tus pacientes. Los datos no son solo cifras: son la clave para construir un futuro más saludable.

Ahora que tienes los datos a tu alcance, estás preparado para liderar con decisión y asegurarte de que los resultados de los pacientes —y no solo los servicios prestados— sean el verdadero indicador del éxito en salud.

Gracias por seguir esta lectura con compromiso. En la última sección de este capítulo, te espera otro principio fundamental de MCS que seguirá guiándote en este camino transformador de la atención médica.

Implementar un modelo de atención basada en valor con el poder de la IA

El sector salud está transitando, poco a poco, del modelo de pago por servicio hacia uno centrado en el valor. Pero lograr este cambio implica una nueva forma de entender la atención médica: una que ponga los resultados de los pacientes en el centro del sistema.

La inteligencia artificial puede recopilar y analizar datos que vinculan directamente la atención prestada con sus resultados. Esto permite generar información útil para premiar la eficiencia y la efectividad, en lugar de solo contabilizar procedimientos. Los estudios sobre programas de atención basada en valor muestran que este enfoque puede reducir costos y mejorar la calidad del servicio (Lewis, Horstman, Blumenthal, et al., 2023).

¿Y si este principio de MCS pudiera ayudarnos a construir un sistema de salud donde la calidad importe más que la cantidad? ¿Y si pudieras liderar un modelo que premie los tratamientos eficaces, mejore la satisfacción de los pacientes y reduzca los gastos? ¿Y si contaras con una IA bien entrenada que te permitiera medir los resultados con precisión, diseñar intervenciones más certeras y brindar una atención realmente superior?

Como profesional de la salud, tu voz tiene el poder de impulsar la adopción de modelos basados en valor dentro de tu práctica. Puedes abogar por sistemas de IA que estén alineados con esta visión. Al avanzar hacia un modelo que prioriza los resultados y escucha lo que los pacientes realmente necesitan, estarás contribuyendo a un sistema de salud más eficiente, efectivo y centrado en la persona.

Has visto que adaptar los modelos de atención a tecnologías de nueva generación no es solo una cuestión de mantenerse al día; es una forma de ir un paso adelante.

Acompáñame en el siguiente capítulo, donde exploraremos cómo enfrentar los retos de equilibrar la innovación con la seguridad, la equidad y la integridad.

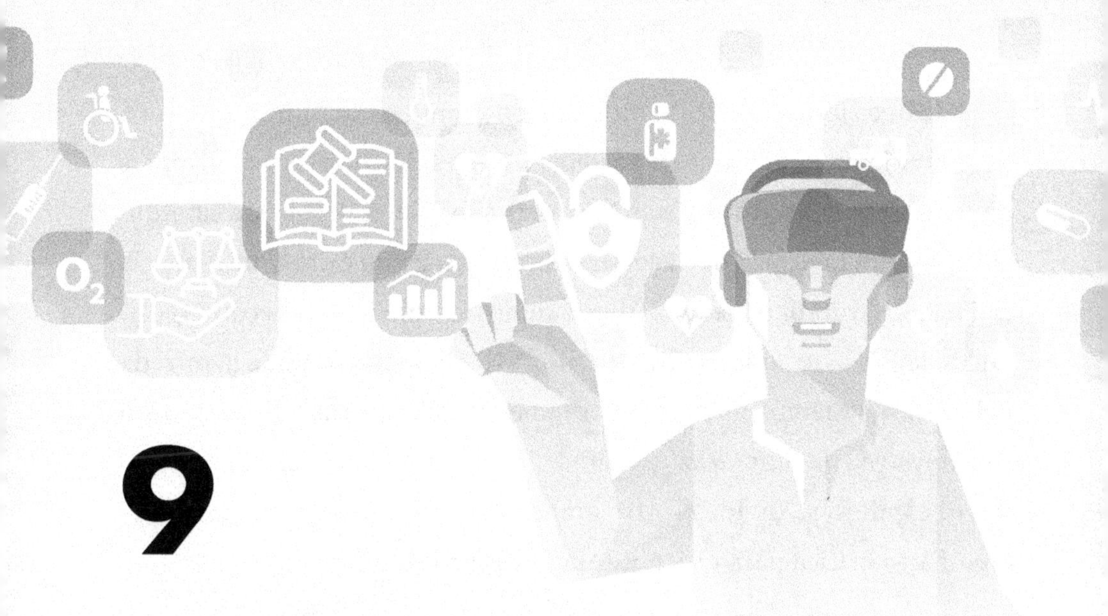

9

CÓMO ENFRENTAR EL IMPACTO ECONÓMICO, ÉTICO, LEGAL, DE GESTIÓN DE DATOS Y PRIVACIDAD EN LA ERA DE LA IA

"Todo lo que necesitas es el plan, el mapa del camino
y el valor para seguir hasta tu destino."

—Earl Nightingale

La incorporación de la inteligencia artificial y la robótica en el ámbito de la salud no es simplemente un avance tecnológico: representa una transformación profunda que repercute en todos los niveles del sistema sanitario. Ya seas médico, líder de opinión en medicina o parte interesada en el sector salud, tu perspectiva es esencial para transitar este proceso complejo.

Las decisiones que tomemos hoy en conjunto definirán el futuro de la medicina e influirán en pacientes, profesionales de la salud, entes reguladores y en todo el sistema sanitario en general. En este capítulo analizaremos los aspectos clave para implementar con éxito la inteligencia artificial en el ámbito médico. Abordaremos las implicancias económicas, éticas, legales, de gobernanza de datos y de privacidad desde la mirada del liderazgo médico, apoyándonos también en los principios del *Modelo de Convergencia Sanitaria*™ que irás conociendo más a fondo.

El capítulo se divide en tres grandes secciones, cada una centrada en un área crítica para quienes toman decisiones:

Primera sección: Planificación financiera estratégica para un futuro de salud impulsado por IA

En esta parte, exploraremos cómo planificar de forma efectiva e inteligente el presupuesto para integrar tecnologías basadas en IA, considerando tanto los riesgos como las oportunidades económicas que representan.

Segunda sección: Cómo gestionar dilemas éticos en la medicina asistida por IA

Aquí abordamos los desafíos éticos que conlleva el uso de inteligencia artificial en la práctica médica, incluyendo la reducción de sesgos, la protección de los valores humanos y el respeto al consentimiento informado.

Tercera sección: Modernizar las regulaciones frente al avance de la IA y la robótica en salud

En la última sección, hablamos de la urgencia de adaptar los marcos regulatorios al ritmo de los avances tecnológicos, garantizando así seguridad, equidad y transparencia en un mundo cada vez más influenciado por la inteligencia artificial.

Cada sección contiene principios del MCS, ideas prácticas y mensajes de liderazgo pensados para ayudar a todos los actores involucrados —desde organizaciones de salud hasta responsables de políticas públicas— a trabajar en conjunto por un objetivo común: construir un futuro donde la tecnología y la humanidad convivan en armonía. Ya no es suficiente que médicos, instituciones y sistemas trabajen de forma aislada; necesitamos unir fuerzas con otros actores externos para aprovechar al máximo el potencial de la IA en la salud.

A medida que avances en este capítulo, reflexiona sobre cómo los principios del marco MCS pueden ayudarte a tomar decisiones estratégicas con mayor claridad. El camino hacia adelante requiere valentía, colaboración y una actitud abierta al cambio proactivo.

Vamos a comenzar.

PLANIFICACIÓN FINANCIERA ESTRATÉGICA PARA UN FUTURO DE SALUD IMPULSADO POR IA

La llegada de la inteligencia artificial y la robótica al ámbito sanitario trae consigo importantes implicancias financieras. Si bien se promete una mejora significativa en los resultados clínicos y en la eficiencia operativa, también existen costos —tanto iniciales como continuos— que deben ser evaluados con una planificación estratégica cuidadosa. Como líder en el sector salud, sabes que toda inversión conlleva riesgos. En esta primera sección analizaremos cómo reducir esos riesgos y, al mismo tiempo, aprovechar al máximo el valor que la IA puede aportar a tu organización.

Presupuesto inteligente para nuevas tecnologías en salud

Adoptar inteligencia artificial en el sector salud supone un impacto económico considerable, que va desde la inversión inicial hasta los costos de mantenimiento y actualizaciones a largo plazo. ¿Cómo asegurarte de que tu institución invierta de manera inteligente?

Ante una nueva tecnología, es común que las emociones influyan en las decisiones: el entusiasmo por mejorar la atención se mezcla con la preocupación por el presupuesto, el retorno de la inversión y los costos imprevistos.

La clave para abordar estos desafíos está en aplicar este principio del modelo MCS, que permite evaluar de manera objetiva los riesgos financieros. Así, podrás evitar los problemas que muchas organizaciones han enfrentado por una mala planificación presupuestaria al incorporar tecnologías emergentes.

Este principio de presupuestación innovadora del MCS también puede ayudarte a implementar soluciones de IA que se ajusten a tu realidad económica y ofrezcan valor sostenible. Hacer un presupuesto inteligente implica prever imprevistos, explorar contratos modulares y programar con anticipación la capacitación tanto para el personal como para los sistemas de IA. Al adoptar un enfoque estratégico, estarás mejor preparado para superar obstáculos y construir un modelo financiero que sostenga el éxito a largo plazo.

Comienza convocando equipos interdisciplinarios (especialistas financieros, expertos en TI y líderes clínicos) para diseñar un plan financiero integral. Da prioridad a soluciones modulares y escalables que puedan actualizarse en el futuro sin interrumpir la operación. Exige contratos transparentes, con términos claros sobre soporte, mantenimiento y capacitación. Cuanto mejor planifiques hoy, más fluida será la implementación de la IA mañana.

Una vez definida tu estrategia financiera, es momento de poner la mirada en las personas. En la siguiente subsección, exploraremos cómo la IA transformará al personal de salud y qué acciones puedes tomar desde ahora para prepararte.

Impulsar el talento humano hacia el futuro de la medicina

La inteligencia artificial y la robótica están cambiando radicalmente las herramientas de trabajo de todos los involucrados en la atención médica, incluyendo a quienes toman decisiones estratégicas. Como líder en salud, sabes que planificar el desarrollo del talento humano es clave ante cualquier transformación tecnológica significativa. Aplicar este principio del modelo MCS te ayudará a analizar cómo la IA impacta los puestos de trabajo, genera nuevas oportunidades y nos obliga a replantear la distribución de tareas y responsabilidades.

Adaptar al personal a esta nueva era médica es la receta necesaria para construir un sistema de salud capaz de responder a los desafíos del mañana.

La llegada de la IA no se limita a automatizar funciones: transforma de raíz el mercado laboral. ¿Cómo lograr que tu equipo siga siendo relevante y resiliente frente a estos cambios?

Algunos roles desaparecerán con el tiempo a medida que la IA avance, mientras que otros evolucionarán. Para el sector salud, esto significa enfocar los esfuerzos en tareas de mayor valor: toma de decisiones complejas, atención personalizada, y empatía con el paciente. La IA, en cambio, podrá encargarse del trabajo rutinario, administrativo y del análisis de datos.

Integrar estratégicamente este principio del MCS permitirá que tu equipo no se vea saturado por tareas repetitivas, sino que se enfoque en brindar atención de alto impacto, centrada en el paciente. La IA puede potenciar las capacidades humanas, permitiendo que los profesionales de la salud dediquen más tiempo al cuidado directo y menos a la burocracia. Esto implica estar preparados para una transición que exige iniciativas de recapacitación, nuevos perfiles profesionales y una cultura organizacional que abrace la tecnología como aliada.

Empieza identificando los roles dentro de tu institución que probablemente se vean afectados por la IA. Trabaja en conjunto con centros educativos y entidades de formación para ofrecer programas de actualización que preparen a tu personal para los nuevos escenarios. Promueve políticas que respalden estos cambios laborales, garantizando que todas las personas —sin importar su rol actual— tengan un camino claro para prosperar en este nuevo entorno.

Además, es crucial abordar los cambios demográficos y analizar cómo la IA puede contribuir al cuidado de una población cada vez más envejecida. En la siguiente subsección veremos cómo esta tecnología puede aliviar la presión sobre los sistemas de salud a través del fortalecimiento de la salud pública.

Recuperar el equilibrio demográfico mediante soluciones de salud impulsadas por IA

Los sistemas de salud de todo el mundo enfrentan una doble amenaza: el envejecimiento no saludable y la fragilidad de la población. La inteligencia artificial y la robótica ofrecen soluciones innovadoras para preservar la calidad de vida, prolongar la autonomía y fortalecer la salud pública. En esta subsección exploraremos cómo aprovechar la IA para promover un envejecimiento saludable y enfrentar los desequilibrios demográficos. Verás cómo este principio del modelo MCS puede ayudarte a diseñar soluciones centradas en la atención a personas mayores y, al mismo tiempo, aliviar la presión sobre los sistemas de salud.

A medida que aumentan los años de vida, también crece la demanda de servicios sanitarios y sociales. La pregunta clave es: ¿cómo atender las necesidades de una población que envejece sin colapsar el sistema de salud? La respuesta pasa por el uso estratégico de IA y robótica.

Estas tecnologías ya están transformando el cuidado de personas mayores. Desde sistemas de monitoreo remoto hasta robots que asisten en las actividades diarias, la IA permite mantener la independencia de los adultos mayores, garantizando al mismo tiempo su seguridad y bienestar.

Aplicando este principio del MCS de forma estratégica, es posible construir un sistema sanitario que ofrezca atención continua y personalizada en el hogar. Esto incluye monitoreo basado en IA, hogares inteligentes y análisis predictivos para anticipar riesgos y promover el envejecimiento saludable.

El verdadero punto de inflexión está en el potencial de la IA para impulsar programas de salud pública enfocados en modificar hábitos, prevenir enfermedades y lograr diagnósticos tempranos. Todo esto contribuye a que las personas vivan más tiempo, con mejor calidad de vida, y reduce la sobrecarga en hospitales y centros de cuidados prolongados. El resultado: un sistema de salud más sostenible, eficiente y centrado en las personas.

Utiliza tu voz como médico y tu capacidad de decisión para impulsar en tu organización la adopción de soluciones basadas en IA que promuevan el envejecimiento saludable y el fortalecimiento de la salud pública. Establece alianzas con empresas tecnológicas e instituciones de investigación para probar iniciativas escalables. Apoya políticas que promuevan la innovación en el cuidado de personas mayores, asegurando que estas tecnologías estén disponibles de manera equitativa.

A medida que descubres los múltiples beneficios de una atención basada en IA, es importante que su implementación ayude a aliviar la presión sobre el sistema y a mejorar la salud pública. Sin embargo, también es fundamental considerar los aspectos éticos. En la siguiente sección abordaremos las complejidades morales que implica integrar la inteligencia artificial en la medicina.

CÓMO ABORDAR LOS DILEMAS ÉTICOS EN LA ATENCIÓN MÉDICA IMPULSADA POR LA IA

En la sección anterior, "Planificación financiera estratégica para un futuro de salud impulsado por IA", analizaste la importancia de prepararse para la integración de estas tecnologías mediante presupuestos inteligentes, inversiones con visión de futuro y una estrategia financiera bien estructurada. Pero como habrás notado, manejar el aspecto económico es solo una parte del desafío. Ahora, es momento de enfocarnos en una dimensión igualmente crucial: la ética.

Aunque la inteligencia artificial tiene el potencial de revolucionar la atención médica, también plantea dilemas éticos complejos. Como médicos, sabemos que la confianza, la equidad y la compasión son pilares fundamentales de nuestra profesión. Estos valores deben seguir guiando cualquier tecnología que decidamos incorporar. Las decisiones que se tomen en la intersección entre la IA y la ética influirán profundamente en cómo cuidamos a nuestros pacientes, así como en la integridad y el futuro de todo el sistema de salud.

En esta segunda sección, "Cómo abordar los dilemas éticos en la atención médica impulsada por IA", seguirás explorando principios esenciales del MCS, que pueden orientar a los distintos actores —desde organismos reguladores hasta instituciones de salud y responsables de decisiones— en el camino de enfrentar los desafíos éticos sin comprometer los valores médicos fundamentales. Estos principios no son meras teorías: ofrecen ideas prácticas que permiten encontrar soluciones reales y sostenibles desde la mirada clínica.

Cuando se implementa con responsabilidad, la IA puede contribuir activamente a reducir las desigualdades en salud. También veremos cómo encontrar un equilibrio entre las recomendaciones automatizadas de la IA y el juicio clínico del profesional, garantizando que el cuidado siga siendo profundamente humano.

En este recorrido, también abordaremos estrategias para mantener la transparencia y la confianza en un contexto donde los datos del paciente se vuelven clave para las decisiones clínicas impulsadas por IA. Comprenderás por qué la transparencia no es solo un ideal, sino un requisito esencial para que la IA sea vista como una verdadera aliada en el cuidado del paciente. Finalmente, reflexionaremos sobre la responsabilidad ética de los sistemas de IA: cómo asegurarnos de que preservar la vida humana siga siendo siempre el principio rector.

Avancemos ahora hacia un análisis más profundo de cómo la IA puede ser una fuerza impulsora para promover la equidad y la justicia en la atención médica.

Usa la IA para reducir los sesgos y promover la equidad en salud

La inteligencia artificial puede jugar un papel clave: puede profundizar las desigualdades en salud o ayudar a reducirlas. Entonces, ¿cómo asegurarnos de que favorezca la equidad en lugar de reforzar prejuicios?

Los sistemas de IA aprenden a partir de datos, y si esos datos reflejan sesgos históricos, la tecnología puede amplificarlos. Por ejemplo, algunos estudios indican que ciertos algoritmos utilizados en medicina ofrecen resultados menos precisos para poblaciones marginadas, debido a los datos con los que fueron entrenados. Sin embargo, cuando se diseña correctamente, la IA puede ser una herramienta poderosa para detectar y abordar las causas profundas de la inequidad en salud, tanto en la investigación clínica como en la atención médica (Cruickshank, Wade, Bajwa, 2024).

Este principio del MCS puede ayudarte a desarrollar un sistema de salud donde la IA identifique a los pacientes en riesgo, recomiende intervenciones específicas y ofrezca una atención personalizada que responda verdaderamente a las necesidades de cada persona. Si se actúa desde el inicio para prevenir sesgos en los sistemas de IA, se puede avanzar hacia un panorama más justo, donde todos reciban el cuidado que merecen.

Impulsa la inclusión de bases de datos diversas al entrenar modelos de IA. Promueve evaluaciones periódicas y análisis de sesgos para asegurar que estas tecnologías funcionen de forma justa con distintos grupos de pacientes. Usa tu voz para apoyar soluciones tecnológicas que prioricen la equidad en la atención médica.

Y mientras reflexionas sobre el papel de la ética en la inteligencia artificial, veamos cómo proteger tu autonomía como médico sin dejar de aprovechar sus beneficios.

Protege la autonomía médica en un mundo con IA integrada

A medida que avanzamos hacia una medicina donde la IA y la robótica estarán cada vez más presentes en las decisiones clínicas, los médicos deben seguir siendo los principales responsables de esas decisiones. Este principio del MCS busca equilibrar la capacidad analítica de la IA con el juicio humano, manteniendo firme la autonomía del profesional médico.

Pero surge una pregunta inevitable: ¿qué sucede cuando el criterio del médico no coincide con la recomendación de la IA? ¿Cómo nos aseguramos, como colectivo, de que los médicos sigan teniendo el control sobre el cuidado del paciente?

La IA puede analizar enormes volúmenes de información y ofrecer recomendaciones basadas en evidencia. Sin embargo, en sus etapas iniciales, puede carecer de la intuición y la experiencia que solo se adquieren tras años de práctica clínica. Cuando hay discrepancias entre la IA y el médico, el proceso debe permitir diálogo, transparencia y respeto mutuo. De hecho, los principios actuales de la Asociación Médica Estadounidense establecen que la decisión final siempre debe estar en manos del médico (AMA, 2024).

Este principio del HCA puede inspirarte a imaginar un entorno médico en el que la IA sea una aliada confiable, que complemente tu criterio sin imponerse. Al implementar tecnologías flexibles que puedan aprender y adaptarse, tú mantienes el control total sobre el cuidado del paciente y aprovechas al mismo tiempo las capacidades analíticas de la IA. Esta colaboración entre la inteligencia humana y la artificial es clave para lograr mejores resultados.

Conversa, impulsa y abre espacios de diálogo. Usa tu voz como profesional para promover sistemas donde médicos y tecnología puedan comunicarse abiertamente, en los que las recomendaciones puedan cuestionarse, explicarse y ajustarse al contexto clínico. Exige que la formación en IA contemple aspectos éticos que refuercen el rol del médico como la autoridad final en el cuidado del paciente.

Preservar la autonomía del médico es esencial, pero también lo es el consentimiento informado. En la siguiente sección, exploraremos cómo mantener la transparencia y la confianza cuando los pacientes interactúan con soluciones médicas impulsadas por IA.

Consentimiento informado en la atención médica impulsada por IA

El consentimiento informado es un pilar fundamental de la ética médica. A medida que la inteligencia artificial cobra mayor protagonismo en el sector salud, es indispensable que los pacientes comprendan claramente cómo se utiliza su información y de qué manera la IA interviene en su atención. Este principio del MCS puede ayudarte a explorar estrategias para mantener la transparencia y fortalecer la confianza mediante un uso seguro y eficiente de los datos en un entorno sanitario asistido por IA.

La IA necesita grandes volúmenes de información para funcionar adecuadamente, pero ese uso intensivo de datos requiere un compromiso claro con el consentimiento informado. Es fundamental que analices cómo puedes aplicar este principio en tu práctica médica u organización para asegurar que los pacientes se sientan seguros respecto al uso de su información personal.

La confianza se cultiva cuando los pacientes saben que sus datos son tratados con responsabilidad, ética y total transparencia. Una encuesta de la Asociación Médica Estadounidense confirma que los pacientes exigen, en su gran mayoría, rendición de cuentas, transparencia y control sobre sus datos de salud (AMA, 2022). Dado que la IA necesita acceder a una amplia gama de información —desde antecedentes clínicos hasta hábitos de vida—, comunicar todo esto con claridad es clave para mantener esa confianza.

Este es el momento de planificar de manera estratégica un sistema de salud en el que los pacientes estén informados y sean protagonistas de las decisiones relacionadas con sus datos. Cuando las personas entienden cómo la IA interviene en su atención y tienen la seguridad de que su privacidad está protegida, es posible construir relaciones más sólidas y transparentes entre profesionales de la salud y pacientes.

Establece procesos de consentimiento claros, completos y flexibles, adaptados a los nuevos escenarios que plantea el uso de IA. Impulsa políticas que prioricen la educación del paciente y la transparencia en el intercambio de datos. Asegúrate de que tu organización cuente con protocolos firmes para proteger la información y garantizar la privacidad del paciente.

Una vez que el consentimiento informado está asegurado como base, el siguiente paso es reflexionar sobre cómo podemos mantener los más altos estándares éticos en el desarrollo y uso de la inteligencia artificial. En la próxima sección, profundizaremos en otro aspecto clave de la transparencia.

Asegura que los algoritmos de IA fomenten una transparencia que genere confianza

Como médico, sabes que la confianza es la base de cualquier relación terapéutica exitosa. No se entrega a ciegas: se construye con transparencia constante, comunicación clara y competencia demostrada. En el ámbito de la salud basada en inteligencia artificial, este principio sigue siendo igual de esencial. Si queremos que tanto médicos como pacientes confíen en la IA, sus algoritmos deben ser comprensibles y transparentes.

Este principio del MCS te permite tener voz cuando recibes una recomendación generada por un sistema de IA y no logras entender del todo cómo llegó a esa conclusión ni por qué la sugiere.

Hazte esta pregunta:

¿Te sentirías seguro siguiendo esa recomendación?

Lo más probable es que no. La transparencia en la IA no es solo una exigencia técnica; es un imperativo ético. Como tomadores de decisiones, deben priorizar los sistemas que permitan ver con claridad cómo la IA llega a sus resultados. La transparencia, junto con la explicabilidad, la interpretabilidad y la facilidad de uso, son factores clave que influyen directamente en la confianza que los clínicos depositan en la IA médica (Tucci, Saari, Doyle, 2022).

Adoptar una IA que pueda explicarse y entenderse debe ser una prioridad para construir confianza en toda la organización sanitaria.

Para que la IA sea un aliado confiable en salud, su proceso de toma de decisiones debe ser claro y comprensible. Esto significa que toda recomendación debe venir acompañada de explicaciones claras y accesibles: qué razonamiento clínico se siguió, qué datos se utilizaron y cómo se controlaron o minimizaron posibles sesgos. Los profesionales deben poder entender la lógica, cuestionarla si es necesario, y comentarla con sus pacientes sin poner en riesgo la relación de confianza.

Ser transparente también implica que los algoritmos de IA puedan ser auditados con regularidad. Los responsables deben asegurar que estos sistemas se actualicen constantemente según las últimas guías clínicas y puedan detectar y corregir sesgos potenciales. Como médico, sabes que la práctica clínica debe basarse en la evidencia. La IA no debería ser la excepción: debe dar recomendaciones, pero también explicar por qué las ofrece.

Este principio empodera a los profesionales al brindarles una IA en la que se pueda confiar. Así, el entorno de atención médica se transforma en uno donde cada recomendación generada por IA es transparente, ha sido validada y puede entenderse fácilmente. Esto permite que los médicos se enfoquen en lo que mejor saben hacer: cuidar a sus pacientes, mientras integran con confianza los aportes de la IA en sus decisiones clínicas. Una IA confiable no solo mejora la práctica médica, sino que también fortalece la relación con el paciente. Cuando este sabe que su atención se guía por sistemas claros y explicables, su confianza en el proceso se fortalece.

La transparencia también permite una colaboración más activa. Los sistemas de IA pueden perfeccionarse de forma continua si los médicos pueden reportar fácilmente dudas o inconsistencias. Este proceso iterativo asegura que la IA sea una aliada confiable, y no una "caja negra" que emite sugerencias sin justificación.

Levanta la voz junto con otros colegas y con los responsables de tomar decisiones para exigir que los proveedores ofrezcan sistemas de IA transparentes y explicables. Promueve el uso de algoritmos que integren mecanismos de explicabilidad desde el inicio: sistemas que generen informes automáticos explicando cómo llegaron a sus conclusiones y qué posibles márgenes de error existen. Trabaja en conjunto con organismos reguladores, proveedores tecnológicos y organizaciones de salud para establecer estándares que garanticen la transparencia en la IA. Deja claro que la transparencia no es opcional: es la base sobre la que se construye la confianza en un futuro impulsado por la inteligencia artificial.

Una IA transparente es fundamental para generar confianza y asegurar que la tecnología esté realmente al servicio de los médicos y sus pacientes. Al seguir explorando los aspectos éticos del uso de la IA en la salud, avancemos hacia el próximo principio del MCS, donde conocerás lo que debes hacer ahora para proteger la vida humana equilibrando el juicio clínico con las recomendaciones automatizadas.

Asegura que el futuro de la salud respete la dignidad de la vida humana

La inteligencia artificial y la robótica abren posibilidades extraordinarias, pero también plantean desafíos éticos importantes. A medida que la tecnología avanza, debemos asegurarnos de que los valores humanos sigan siendo el centro de todo. Este principio del MCS explora cómo incorporar la ética en los sistemas de IA y garantizar que la vida humana siga siendo sagrada en el ámbito de la salud.

El desarrollo acelerado de la IA genera preguntas clave: ¿cómo pueden los médicos, las organizaciones de salud, los sistemas sanitarios y los distintos actores colaborar para definir y proteger lo que entendemos por vida humana? ¿Cómo garantizamos que la tecnología esté al servicio de las personas sin cruzar límites éticos?

La vida humana es sagrada, y protegerla debe ser el objetivo principal de cualquier innovación médica. La IA puede ayudarnos a salvar más vidas, pero solo si está guiada desde el inicio por principios éticos sólidos. Estos principios deben integrarse en la IA médica desde la etapa de diseño, no añadirse al final como un complemento (McLennan, Fiske, Tigard, et al., 2022).

Aplicar con éxito este principio del MCS permitirá construir un futuro en el que la atención médica apoyada por IA sea eficiente, práctica y profundamente alineada con los valores humanos. Cuando se incorpora la ética en cada fase del desarrollo de la IA, se crean sistemas que mejoran la atención sin sacrificar la dignidad ni la vida.

Como comunidad médica, pueden alzar la voz para exigir que los marcos éticos formen parte del diseño y despliegue de la IA. Trabajen de la mano con especialistas en ética, ingenieros y líderes del sector salud para establecer lineamientos que prioricen los valores humanos. Apoyen revisiones éticas continuas y ajustes periódicos que garanticen que la IA se mantenga alineada con los principios fundamentales de la medicina.

Con la ética como brújula, es momento de poner la mirada en el entorno regulatorio. En la próxima sección, exploraremos cómo modernizar y construir un marco regulatorio coherente que respalde la innovación en salud sin poner en riesgo la seguridad ni los valores humanos.

MODERNIZAR LA REGULACIÓN EN LA ATENCIÓN MÉDICA IMPULSADA POR IA Y ROBÓTICA

Como médicos y líderes de opinión en el ámbito de la salud, están en la primera línea de la innovación, siendo testigos directos de cómo la inteligencia artificial y la robótica están transformando la medicina. Sin embargo, al incorporar estas tecnologías, también es fundamental reconocer que la normativa que las regula suele estar desactualizada, dispersa o incompleta.

Su compromiso con la seguridad del paciente, la confianza y la práctica ética exige que levanten la voz y promuevan un marco regulatorio actualizado, capaz de evolucionar al ritmo de los avances tecnológicos. Sin reglas claras y adaptadas al presente, corremos el riesgo de abrir grietas en la seguridad, debilitar la confianza de la sociedad e incluso afectar la calidad del cuidado médico.

En el Capítulo 1 se abordó el panorama actual de la regulación y se presentaron ejemplos del impacto que ya tiene la IA en la salud.

En los capítulos 4 al 6, se profundizó en los riesgos potenciales y las consecuencias de adoptar estas tecnologías sin considerar aspectos legales, éticos y de privacidad. Al llegar a esta tercera y última sección del Capítulo 9, el enfoque se centra en la construcción de una visión regulatoria coherente y con perspectiva de futuro, que sirva como base sólida para una integración segura y efectiva de la IA.

El futuro de la medicina dependerá en gran medida de qué tan bien sepamos, como médicos y referentes del sector, enfrentar estos retos. Sus voces, junto con los principios del *Modelo de Convergencia Sanitaria*™ pueden orientar a los organismos reguladores, responsables políticos y actores del sistema hacia soluciones que reflejen nuestro compromiso con la atención centrada en el paciente.

Esta sección del libro presenta seis principios adicionales del MCS que, en conjunto, ofrecen una guía concreta para modernizar la regulación en un entorno médico cada vez más impulsado por la inteligencia artificial.

Un enfoque regulatorio coherente para el futuro de la salud

La adopción acelerada de la inteligencia artificial y la robótica en el ámbito médico exige una estrategia regulatoria unificada y transversal. Cuando las normas están fragmentadas, lo único que se logra es generar confusión, ineficiencia y disparidades en la implementación de nuevas tecnologías en los distintos entornos de atención médica.

Como médicos y referentes en el pensamiento clínico, asumir el liderazgo en la promoción de un marco regulatorio coherente no solo es parte de su responsabilidad profesional, sino también de su compromiso ético. Este marco debe alinear los estándares del sector, fomentar la colaboración entre disciplinas y adaptarse a la evolución constante de la tecnología. No se trata únicamente de una necesidad normativa, sino de un principio fundamental del MCS.

Intentar regular la inteligencia artificial bajo un modelo genérico y uniforme es poco realista. Dividir este desafío en sectores específicos dentro del sistema de salud resulta mucho más práctico y eficaz. Un enfoque personalizado permite atender las necesidades y retos particulares de cada área, haciendo que las regulaciones sean más pertinentes y aplicables. Al incluir a usuarios reales y expertos de cada campo, las normativas se nutren de la experiencia directa y de la visión de quienes trabajan día a día en estos entornos.

Abordar varios aspectos regulatorios dentro de un mismo sector de manera simultánea también aporta beneficios importantes. Reunir a los distintos actores involucrados ayuda a optimizar el proceso y a reducir contradicciones, duplicaciones o vacíos normativos. Al construir un enfoque más integrado, se facilita la implementación y la comunicación de los cambios regulatorios, lo que finalmente beneficia a todo el ecosistema de salud.

Desde una perspectiva práctica, es posible coordinar este tipo de estrategia incluso si las normativas deben ser emitidas por distintos organismos —ya sean legislativos, agencias regulatorias o diferentes niveles de gobierno. Esta alineación reduce la carga sobre los profesionales de la salud, permitiéndoles adaptarse con mayor fluidez y mantener el foco en lo más importante: la atención al paciente, sin quedar atrapados en un laberinto de directrices contradictorias.

Un marco regulatorio coherente no se trata solamente de controlar la IA y la robótica; se trata de garantizar que estas tecnologías realmente mejoren los resultados clínicos, respeten los principios éticos y se integren sin fricciones a la práctica médica. Promover normas más integradas y bien pensadas es dar un paso firme hacia una medicina del futuro, donde la inteligencia artificial sea un aliado confiable en el cuidado de la salud.

La necesidad de una estrategia coherente es clara, pero este solo es el primer paso. En la próxima subsección, se abordará cómo distribuir de manera justa la responsabilidad en un entorno sanitario cada vez más impulsado por la inteligencia artificial.

Equilibrar la responsabilidad médica y la atribución legal

A medida que la inteligencia artificial se integra cada vez más en la toma de decisiones clínicas, los modelos tradicionales de responsabilidad y atribución legal en la medicina deben transformarse. En física, distribuir el peso en varios puntos aporta mayor estabilidad. En el ámbito de la salud, adoptar una lógica similar respecto a la responsabilidad puede generar resultados más equilibrados y justos. Pero como médicos, deben asegurarse de que este cambio no diluya la rendición de cuentas, sino que la fortalezca de una manera que proteja tanto a los pacientes como a los profesionales de la salud.

Muchos proveedores de tecnología médica tratan a la IA como una herramienta más, comparable a un estetoscopio o un programa informático, sin considerar el profundo impacto que tiene sobre la responsabilidad médica. Esta simplificación resulta peligrosa. Si se continúa incorporando inteligencia artificial sin redefinir los roles y las obligaciones de cada parte, lo único que se consigue es crear ambigüedades, aumentar la exposición legal y frenar la adopción de estas tecnologías. Los médicos, frente a la posibilidad de enfrentar responsabilidades mal definidas, podrían optar por no utilizar sistemas basados en IA, perdiendo así oportunidades clave de innovación y mejora en la atención.

Uno de los principios fundamentales del *Modelo de Convergencia Sanitaria*™ plantea que todos los actores involucrados en el futuro de la medicina deben trabajar de manera conjunta para modernizar la legislación y abordar estos desafíos, estableciendo con claridad quién es responsable cuando una decisión basada en IA tiene un resultado adverso. ¿Es el médico que aplicó la recomendación de la IA, la institución que implementó el sistema o el desarrollador que diseñó el algoritmo?

Sin esa claridad, se abren las puertas a disputas legales, primas de seguro más elevadas y una pérdida de confianza en estas tecnologías. Como líderes del sector salud, tienen la responsabilidad de impulsar un marco normativo que reconozca la complejidad de la inteligencia artificial en la práctica médica, al tiempo que garantice una distribución justa de la responsabilidad legal.

Desde la perspectiva clínica, esto implica más que simplemente redefinir quién responde ante un error: se trata de un cambio cultural. Este principio del MCS invita a los legisladores y reguladores a abandonar el modelo centrado en buscar culpables y avanzar hacia uno que promueva la colaboración y la responsabilidad compartida. Un enfoque similar ya ha demostrado ser eficaz en áreas como la gestión de riesgos y la gobernanza clínica, donde centrarse en los fallos del sistema, en lugar de culpar a individuos, ha derivado en mejores resultados.

Lo fundamental ahora es adaptar los marcos legales existentes para reconocer a estos "nuevos actores" en el ecosistema sanitario. Así como no se introduciría un nuevo tratamiento sin antes evaluar rigurosamente sus riesgos, tampoco debe hacerse con la inteligencia artificial sin revisar a fondo sus implicaciones legales y éticas. Estar preparados para los escenarios en que algo salga mal es tan importante como desarrollar la propia tecnología. Diseñar sistemas que repartan la responsabilidad de forma equitativa protege tanto a los médicos como a las instituciones, y al mismo tiempo fomenta una cultura de confianza e innovación.

En el próximo principio, profundizaremos aún más en cómo deben adaptarse las regulaciones a medida que la IA avanza y alcanza niveles de autonomía que podrían desafiar los marcos legales y éticos actuales.

Legislación para una inteligencia artificial plenamente consciente en la salud

A medida que la inteligencia artificial y la robótica continúan evolucionando, la legislación debe mantenerse a la par de estos avances tecnológicos. Aunque la idea de que una IA alcance conciencia propia pueda parecer lejana, como tomadores de decisiones en el ámbito de la salud, es fundamental comenzar a reflexionar sobre estas cuestiones desde ahora. Este principio constituye otro pilar esencial del MCS, ya que promueve un pensamiento crítico y objetivo ante los desafíos que se avecinan, y cómo prepararse de manera responsable.

La posibilidad de una inteligencia artificial autoconsciente pone en jaque los conceptos actuales sobre la noción de persona, los derechos legales y la responsabilidad ética. Por incómodas que puedan parecer estas discusiones, son indispensables para trazar las bases de los marcos legales que, en un futuro no tan lejano, regularán la presencia de entidades de IA en el entorno médico. Evitar estos debates hoy solo deja la puerta abierta a regulaciones fragmentadas y reactivas, con posibles consecuencias negativas para la atención al paciente y el bienestar social.

Desde una perspectiva clínica, las implicancias son profundas. Vale la pena considerar algunas preguntas clave: si un sistema de IA llegara a desarrollar autoconciencia, ¿cómo se asignaría la responsabilidad en la toma de decisiones médicas? ¿Quién respondería ante un caso de mala praxis o un desenlace adverso?

Aunque puedan parecer escenarios hipotéticos, comenzar a abordarlos desde ahora permite construir sistemas más sólidos, que protejan la seguridad del paciente y garanticen el respeto de principios éticos fundamentales.

Como médicos, nuestra visión resulta invaluable en estas conversaciones. Aportamos no solo la experiencia desde el frente de atención al paciente, sino también una comprensión profunda del elemento humano que siempre debe estar en el centro de cualquier modelo de atención médica. Nuestro rol es asegurarnos de que la tecnología esté al servicio de las personas, y no al revés. Enfrentar esta discusión con objetividad nos ayuda a evitar posturas extremas y a enfocarnos en lo esencial: preservar la vida humana, la dignidad y la integridad ética en un mundo en constante transformación.

En última instancia, anticiparse a estas cuestiones no solo permite afrontar mejor los cambios, sino que también abre la puerta a nuevas oportunidades de crecimiento y evolución. Prepararse desde hoy les permitirá, como líderes clínicos, orientar el desarrollo de la inteligencia artificial de forma que esté alineada con los valores fundamentales de la medicina y asegure que la atención médica siga siendo profundamente humana.

En el siguiente principio, se abordará un aspecto crucial dentro del marco legal de este futuro impulsado por la IA: cómo deben adaptarse las leyes de propiedad intelectual en un mundo donde la IA es tanto una herramienta como un posible creador.

Evolución de las leyes de propiedad intelectual en la salud impulsada por datos

A medida que la atención médica se vuelve cada vez más dependiente de los datos y la inteligencia artificial, el panorama de la propiedad intelectual (PI) debe evolucionar para mantenerse al ritmo de estos avances. Aquí se presenta otro principio clave del MCS: la necesidad urgente de replantear los modelos tradicionales de propiedad intelectual a la luz del papel creciente que tiene la IA en los descubrimientos e innovaciones médicas.

Como médicos y líderes de opinión en el ámbito clínico, tenemos la responsabilidad de liderar esta conversación, aportando la visión única que nace de nuestra experiencia en el cuidado directo de los pacientes, la investigación y la práctica médica diaria.

Históricamente, las leyes de propiedad intelectual se han centrado en la creatividad humana—ya sea un tratamiento revolucionario descubierto en un laboratorio o un dispositivo médico diseñado por un inventor. Pero la inteligencia artificial está cambiando las reglas del juego. ¿Qué ocurre cuando un algoritmo identifica por sí solo un nuevo enfoque terapéutico o descubre un biomarcador sin intervención humana directa? ¿A quién pertenece ese hallazgo? Estas no son preguntas teóricas: son desafíos reales que deben resolverse si queremos aprovechar todo el potencial de la IA sin comprometer la equidad ni frenar la innovación.

En esta nueva era de medicina basada en datos, la idea de quién es dueño de la información se vuelve más compleja. Por ejemplo, un nuevo tratamiento puede surgir del análisis de enormes volúmenes de datos proporcionados por pacientes, combinados con el conocimiento de organizaciones sanitarias y el poder computacional de algoritmos desarrollados por empresas tecnológicas.

En estos casos, determinar quién posee los derechos de propiedad intelectual ya no es algo simple. ¿Es la empresa que creó la IA? ¿La institución que aportó los datos? ¿O los pacientes, cuya información permitió el descubrimiento? Las leyes actuales no contemplan bien estas situaciones.

Adoptar este principio del MCS permite avanzar hacia un modelo más colaborativo y compartido en cuanto a la propiedad intelectual. En muchos escenarios, una solución más justa y eficaz sería reconocer la participación de todos los actores: pacientes, profesionales clínicos, organizaciones de salud y desarrolladores de IA. Este cambio hacia modelos de propiedad compartida refleja el espíritu de cooperación que atraviesa muchos de los principios del MCS presentados a lo largo del libro. También podría incentivar a más personas a contribuir con sus datos, sabiendo que podrían beneficiarse de los avances que estos ayuden a generar.

Desde la perspectiva médica, la evolución de las leyes de PI no se trata solo de justicia: se trata de fomentar una innovación que impacte directamente en la calidad del cuidado al paciente. Cuando las recompensas de los descubrimientos se distribuyen de forma más equitativa, se promueve la colaboración, se aceleran los avances y se obtienen mejores resultados clínicos. Además, un enfoque más inclusivo podría eliminar algunas de las barreras que hoy enfrentamos en investigación y desarrollo, abriendo el camino a soluciones de salud más personalizadas y equitativas.

Pensar con objetividad y sentido crítico es fundamental en este punto. Si no actualizamos las leyes de propiedad intelectual, corremos el riesgo de frenar la innovación y profundizar las desigualdades sobre quién se beneficia realmente de los avances impulsados por la IA. Los médicos debemos abogar por estos cambios, asegurando que las leyes reflejen las realidades de la salud basada en datos y protejan los intereses de todos los involucrados, especialmente nuestros pacientes.

Mientras seguimos avanzando en este panorama en transformación, es momento de reflexionar sobre una dimensión aún más amplia: el uso de los datos en el futuro de la medicina. En la próxima subsección, exploraremos cómo todos los actores del sistema pueden colaborar para proteger la información de los pacientes, al mismo tiempo que se aprovecha su potencial para transformar la atención médica.

Responder a las nuevas exigencias de protección de datos y privacidad en la era de la medicina con IA

En un mundo donde los datos se han convertido en la nueva moneda del sistema de salud, resulta imprescindible adoptar una postura proactiva y reflexiva para proteger esa información. Este principio del

MCS es uno de los más críticos, ya que plantea la necesidad de que el sector salud eleve sus estándares de privacidad y protección de datos para resguardar tanto a los pacientes como a los profesionales en esta era dominada por la inteligencia artificial.

Como médicos, nuestro rol no se limita a brindar atención; también somos custodios de la confianza del paciente, una confianza cimentada en la seguridad de que su información sensible será tratada con el máximo respeto y confidencialidad.

Cada vez que se recopila, analiza o comparte un nuevo dato, los beneficios se multiplican, pero también los riesgos. Los sistemas de IA necesitan datos para funcionar: predicen resultados, personalizan tratamientos y diseñan estrategias preventivas. Sin embargo, cuanto más detallada y precisa es la información, más expuesta queda a posibles usos indebidos. El riesgo es alto en este entorno complejo, donde los datos pueden revelar aspectos íntimos de nuestros hábitos, nuestra salud e incluso prever nuestro futuro. Accesos no autorizados o filtraciones podrían derivar en discriminación laboral, en seguros o en seguridad social, profundizando aún más las desigualdades existentes.

Este principio del MCS enfatiza que todas las organizaciones —ya sean prestadores de salud, desarrolladores tecnológicos o procesadores de datos— deben ser sometidas a los más altos estándares en materia de protección de datos. No se trata solamente de usar la tecnología de cifrado más moderna, sino de construir una cultura donde la privacidad sea un valor central. Como médicos, debemos usar nuestra voz y colaborar con los responsables de las decisiones para impulsar sistemas que garanticen la seguridad de la información y la transparencia sobre cómo se utiliza. Los pacientes tienen derecho a saber que sus datos son tratados de forma ética y en favor de su bienestar.

Un aspecto que suele pasarse por alto es el manejo de datos históricos que fueron filtrados en el pasado. Información que hoy parece irrelevante —como antiguos registros genéticos o datos de aplicaciones de citas— podría tornarse altamente sensible en el futuro, a medida que la IA mejore su capacidad para cruzar y analizar información. Las consecuencias podrían ser significativas, generando nuevas formas de invasión a la privacidad y ampliando las brechas sociales.

Este principio del MCS nos llama a pensar con visión de futuro al momento de legislar y gestionar estos riesgos emergentes. Es esencial desarrollar sistemas capaces de detectar, prevenir y sancionar de forma adecuada el uso indebido de datos. Como profesionales de la salud, tenemos el deber de sumar nuestras voces y experiencia en esta conversación.

Desde una perspectiva crítica y objetiva, es fundamental entender que la protección de datos en la era de la IA no es solo un reto técnico, sino ético. A medida que la inteligencia artificial gana protagonismo en la toma de decisiones clínicas, la integridad de los datos en los que se basa se vuelve crucial.

Los prestadores de salud, junto con la voz de los médicos, deben exigir la creación de marcos sólidos de gobernanza de datos que reflejen esta nueva realidad, asegurando que los sistemas en los que confiamos sean tanto seguros como transparentes.

Como médicos y líderes de pensamiento en medicina, estamos en una posición única para impulsar esta conversación. Nuestra experiencia en el contacto directo con los pacientes nos permite comprender el impacto real que tiene una filtración de datos sobre la confianza. Es nuestra responsabilidad garantizar que las medidas de privacidad y seguridad evolucionen al ritmo del avance tecnológico. Liderar este tema no solo protege a nuestros pacientes, sino que fortalece las bases del sistema de salud para las generaciones futuras.

Al llegar al final de este capítulo, exploraremos una última subsección. Verás cómo armonizar los estándares internacionales de protección de datos puede mejorar aún más la confianza, la colaboración y la seguridad del paciente a nivel global.

Armonizar la protección internacional de los datos en salud

A medida que el sistema de salud se vuelve cada vez más global, también lo hace el movimiento de datos entre países. Esto representa una oportunidad extraordinaria, pero también un gran desafío. ¿Cómo garantizamos que la información de los pacientes esté protegida de manera consistente, sin importar dónde se procese o almacene? Al cerrar este capítulo, este principio del MCS, por sus siglas en inglés) ofrece una visión: alinear estándares internacionales para proteger los datos, fomentar la colaboración y aprovechar al máximo el potencial de la inteligencia artificial en el ámbito médico.

Quizás te preguntes por qué el futuro de la medicina funcionaría mejor con normas unificadas.

¿Por qué tanta urgencia?

Tenemos una oportunidad única para diseñar conscientemente un futuro donde los datos de los pacientes puedan circular con fluidez entre sistemas de salud de distintos países. Esto permitiría que los profesionales médicos ofrezcan atención más precisa, oportuna y personalizada, sin importar en qué lugar del mundo se encuentre el paciente.

Pero ese futuro es inalcanzable si no se armonizan las leyes de protección de datos. Las diferencias entre normativas crean ineficiencias, obstáculos legales y, lo más preocupante, brechas que pueden poner en riesgo la seguridad y la confianza de los pacientes.

Como médicos, entendemos que la confianza es la base de toda relación con nuestros pacientes. Esa misma lógica se aplica a escala global cuando se trata del manejo de información médica. Si logramos establecer estándares internacionales sólidos y armonizados de protección de datos, podremos construir un ecosistema de salud global en el que los pacientes confíen, y eso nos permitirá usar la inteligencia artificial con todo su potencial.

Al liberar completamente el poder de la inteligencia artificial, también desbloqueamos el potencial latente de una protección de datos global unificada. El sistema actual, con sus múltiples normas desconectadas, no es sostenible en un mundo donde la salud y la tecnología están cada vez más entrelazadas. Las diferencias entre leyes y estándares generan retrasos, conflictos legales y vacíos que afectan la calidad de la atención.

Como profesionales de la salud, líderes de opinión y tomadores de decisiones —sin importar el país en el que estemos—, alzamos la voz para impulsar una protección de datos alineada a nivel internacional. Esta armonización puede ayudar a que la medicina del futuro funcione de manera más eficiente, optimice recursos y mantenga prácticas consistentes en cuanto a seguridad de datos. Esto no solo mejora la atención médica, sino que también acelera la adopción de soluciones basadas en inteligencia artificial capaces de generar beneficios reales para la salud en todo el mundo. ¿Te imaginas?

Cuando los países y los sistemas de salud alinean sus regulaciones, se abre la puerta a una colaboración transfronteriza más sólida en investigación, innovación y atención clínica. Esto resulta especialmente importante para las iniciativas de salud global, donde compartir datos puede ofrecer información valiosa sobre la epidemiología de las enfermedades, los resultados de los tratamientos y las tendencias en salud poblacional. Como médicos, sabemos que el conocimiento compartido se multiplica. Las leyes armonizadas de protección de datos son la clave para liberar ese conocimiento a escala global.

Lograr estándares internacionales armonizados en protección de datos requiere el esfuerzo conjunto de médicos, organizaciones de salud, empresas tecnológicas y gobiernos. No es algo que pueda alcanzar una sola entidad por sí sola. Como profesionales de la salud, usemos nuestras voces para impulsar normativas que prioricen la seguridad del paciente, fomenten la colaboración y promuevan la innovación tecnológica. Participa en estas conversaciones desde ahora, asegurándote de que tus valores y perspectivas estén presentes en el debate regulatorio global.

Al adoptar este principio del *Modelo de Convergencia Sanitaria*, no solo estarás protegiendo los datos de tus pacientes, sino también facilitando que la comunidad médica global trabaje de forma más efectiva y coordinada. Esta visión de armonización de datos a nivel internacional puede parecer ambiciosa —para algunos, incluso utópica—, pero con el desarrollo de una inteligencia artificial más consciente, se convierte en una meta alcanzable. Esto abrirá el camino hacia un acceso más equitativo a tecnologías médicas avanzadas, y garantizará que la IA sea una fuerza positiva en todo el mundo, y no solo en ciertos lugares privilegiados.

Armonizar las leyes internacionales de protección de datos no es solo un asunto normativo; es una cuestión ética. Es la clave para construir un mundo mejor, donde la innovación médica se base en la colaboración, la inteligencia artificial sea confiable y ampliamente aceptada, y cada paciente —sin importar su lugar de origen— tenga acceso a los beneficios de la medicina moderna.

Avancemos con decisión hacia una transformación intencionada de la salud, con una visión compartida en la que médicos, sistemas sanitarios, organismos reguladores, desarrolladores tecnológicos, la OMS y los gobiernos trabajen juntos para construir un futuro médico más seguro, luminoso y optimizado.

El camino no termina aquí. Te invito a continuar con la lectura del capítulo final, donde encontrarás aún más valor a partir de las ideas reunidas en este libro, y donde trazaremos juntos una ruta clara hacia ese futuro compartido.

Sirve con valentía, colabora con compromiso y defiende con firmeza los valores que definen nuestra profesión. Juntos, podemos asegurar que el futuro de la medicina esté guiado por la confianza, la integridad y la cooperación global.

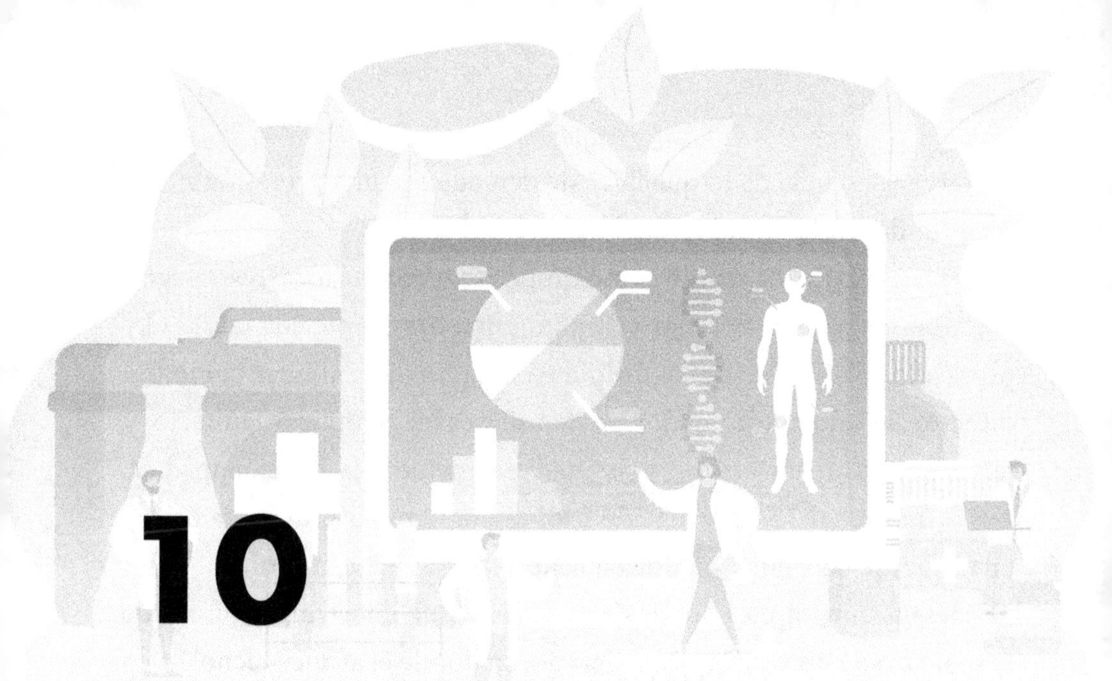

10

REFLEXIONES FINALES: UNA RECETA PARA LA ARMONÍA

La armonía es ese delicado equilibrio entre nuestra verdad interior y el mundo que nos rodea; cuando nuestras acciones se alinean con la sabiduría y la visión, generamos una resonancia que eleva el espíritu humano
y fortalece los lazos que nos unen.

—Tony J. Selimi

En un mundo donde la tecnología avanza a un ritmo vertiginoso, el futuro de la medicina exige mucho más que innovación: requiere armonía. Armonía entre médicos y tecnología, entre la inteligencia artificial y la humana, entre la eficiencia y la empatía. Al cerrar este libro, *El futuro del médico*, queda claro que el camino no consiste solo en incorporar IA al sistema de salud, sino en hacerlo de una manera que preserve la esencia de lo que hace de la medicina una profesión noble y profundamente humana.

Este recorrido ha tenido como propósito ofrecerte ideas, estrategias y herramientas para navegar este panorama cambiante con claridad y propósito. Ha sido una guía dirigida a ti: al médico, al líder clínico, al director de salud, al tomador de decisiones en el ámbito sanitario, y también a las organizaciones y sistemas que moldean la atención médica. Los principios del MCS han sido propuestos como brújula para orientarte. Desde las oportunidades que abre la inteligencia artificial hasta los riesgos que implica, hemos explorado cómo construir el futuro de la salud desde un enfoque equilibrado, en donde el avance tecnológico camine siempre de la mano con principios éticos sólidos.

En medio del torbellino del cambio tecnológico, el futuro del cuidado de la salud no se define solo por la innovación, sino por la armonía. La verdadera transformación sucede cuando logramos una sinergia real entre la inteligencia humana y la artificial, entre la eficiencia operativa y la calidez humana, entre el progreso digital y los principios atemporales de la medicina. Esa es la clave para construir un futuro más luminoso, tanto para nuestra profesión como para nuestros pacientes.

Ahora que llegas con valentía al final de este libro inspirado, es momento de reunir todo lo aprendido: las ideas, estrategias y principios que fuimos desarrollando a lo largo del camino. Hay un hilo común que atraviesa todo el contenido: el potencial de la tecnología es enorme, pero será nuestro liderazgo, nuestra compasión y nuestro conocimiento profesional lo que determinará si la inteligencia artificial mejora o fractura la atención médica.

Deseo que este libro se convierta en una guía confiable para ti, un recurso al que puedas regresar cada vez que necesites orientación concreta, con estrategias fundamentadas en el MCS. Como profesional de la salud, consultor comprometido o líder de pensamiento, mi intención ha sido brindarte las herramientas necesarias para liderar en esta nueva era de la medicina que evoluciona a una velocidad sin precedentes.

Nos guste o no, la convergencia entre la inteligencia artificial y el cuidado de la salud es inevitable. Puede ser una carga o una extraordinaria oportunidad para transformar nuestra profesión como nunca antes imaginamos. Pero la dirección que tome está en nuestras manos. El futuro de la medicina no es algo que simplemente nos suceda: es algo que moldeamos, ya sea con indiferencia o con intención.

Necesitamos unirnos por ese futuro donde la inteligencia artificial se convierta en una aliada que potencie nuestras capacidades, en lugar de ser una fuerza que nos desestabilice. Es fundamental que nosotros, los médicos, sumemos nuestras voces a las de todos los actores del sistema de salud para impulsar de forma consciente esta visión compartida. Juntos, podemos redactar una poderosa receta para la armonía en la atención médica: un futuro donde la tecnología mejore el cuidado sin comprometer nuestra esencia humana.

Como médicos, hemos escrito innumerables recetas que han aliviado dolores, sanado cuerpos y mentes, prolongado vidas y acompañado con compasión a quienes enfrentaban la muerte. Hoy, con todo lo que has aprendido a lo largo de este libro, te invito a pensar más allá de esas recetas tradicionales.

Imagina el impacto profundo que podríamos lograr al redactar colectivamente una receta para el futuro de la medicina. Una receta que no solo trate síntomas, sino que enfrente las causas de raíz de los desafíos en nuestro sistema de salud. Esta nueva prescripción tiene el potencial de generar la armonía que tanto anhelamos: un mañana donde la innovación, la empatía y la conexión humana convivan de forma fluida para el bienestar de los pacientes y los profesionales por igual.

Demos ese paso juntos. Creamos el cambio que la medicina necesita con urgencia.

Este libro se construyó sobre la premisa de que la medicina atraviesa un punto de inflexión crítico. Problemas como el agotamiento clínico, la falta de eficiencia y el aumento de los costos han sido intensificados por la irrupción de la inteligencia artificial. A lo largo del análisis de esta evolución, vimos cómo las capacidades de la IA—como la analítica predictiva, la medicina personalizada y la telemedicina—ya están siendo utilizadas para mejorar la atención.

Pero la gran pregunta sigue vigente: ¿estamos realmente listos para integrar la inteligencia artificial de una forma que respete nuestros valores como profesión? En el Capítulo 1, resaltamos la importancia de una planificación estratégica y una gobernanza ética que garanticen que la incorporación de la IA beneficie tanto a pacientes como a médicos.

La visión compartida en el Capítulo 2 fue clara: la IA no está destinada a reemplazarte como médico. Está aquí para amplificar tu capacidad de brindar un cuidado más compasivo y preciso. Al alinear la tecnología con tu misión como profesional de la salud, puedes ayudar a transformar el ejercicio de la medicina en algo más poderoso, eficiente y sostenible.

En el Capítulo 3, abordamos la doble cara de la inteligencia artificial en el entorno clínico. Por un lado, ofrece oportunidades sin precedentes para mejorar diagnósticos, optimizar resultados y agilizar los procesos. Por otro, si se implementa de forma deficiente, puede generar más complejidad, sobrecargar al personal médico y debilitar la confianza en el sistema. Para que la IA sea una verdadera bendición, debe integrarse con inteligencia en la práctica médica. Esto exige tu participación activa, asegurándote de que estas herramientas estén alineadas con los principios fundamentales de nuestra profesión y respalden tu labor en lugar de entorpecerla.

En el Capítulo 4, aprendiste a enfrentar con mayor claridad los desafíos prácticos y emocionales que plantea este giro tecnológico. Las preocupaciones reales no son menores: sistemas mal diseñados que generan frustración, el temor a ser reemplazados, o la sensación de perder autonomía clínica. Sin embargo, estos retos no son imposibles de superar. Los principios del MCS ofrecen una hoja de ruta clara para abordarlos mediante capacitación específica, generación de confianza y diseño de sistemas donde la voz del profesional médico tenga un papel central. El mensaje clave es este: si participas activamente en la forma en que se integra la IA, puedes asegurarte de que se respete tu experiencia, tu criterio y tu bienestar.

Luego, en el Capítulo 5, te sumergiste en la experiencia del paciente, donde abordé los dilemas éticos y las ansiedades que la inteligencia artificial puede generar. Temas como las desigualdades en salud, la confianza y la preservación de la autonomía del paciente son fundamentales. Como médicos, nuestra voz debe seguir abogando por un enfoque centrado en la persona, incluso mientras adoptamos nuevas tecnologías. La IA puede ayudar a cerrar brechas en el acceso y la calidad, pero también corre el riesgo de ampliarlas si no se implementa con criterios de equidad. Es nuestra responsabilidad orientar su integración de forma ética y consciente.

El Capítulo 6 te invitó a expandir la imaginación. Propuse visualizar el futuro de la medicina, enfrentando también su lado más oscuro: la posibilidad de que las cosas salgan mal. Aunque algunas de estas proyecciones puedan parecer extremas, nos recuerdan la urgencia de contar con una gobernanza sólida, salvaguardas éticas y planes de contingencia bien definidos. Identificar riesgos con anticipación y prepararse para escenarios adversos nos permitirá evitar los errores que a menudo acompañan a una adopción tecnológica apresurada.

Participar en estas conversaciones críticas es esencial para construir sistemas resilientes y seguros. Asegurémonos de que los escenarios catastróficos en medicina permanezcan confinados a simulaciones avanzadas impulsadas por IA, donde puedan servir como herramientas de aprendizaje, no como crisis reales. Los médicos del futuro que se beneficien de esa preparación tendrán que agradecerte por los cimientos responsables y visionarios que estamos construyendo hoy.

El Capítulo 7 presentó estrategias prácticas para ayudarte a prosperar en este entorno cambiante. Ya sea preparándote para lo incierto, apostando por el aprendizaje continuo o sentando bases sólidas para el desarrollo futuro, el capítulo subraya que tu papel como profesional de la salud sigue siendo tan relevante como siempre. La IA puede transformar nuestras herramientas, pero no cambia lo esencial: nuestra responsabilidad como sanadores y cuidadores.

El marco MCS ofrece pasos concretos para mantener tu relevancia, fortalecer tu resiliencia y prepararte para liderar la transformación del sistema sanitario.

El plan integral planteado en el Capítulo 8 fue una clara llamada a la acción para todo el ecosistema de salud. Presupuestos inteligentes, desarrollo del talento humano y nuevos modelos de atención son elementos clave para lograr una integración exitosa de la inteligencia artificial.

El mensaje es claro: para que la adopción de la inteligencia artificial sea realmente efectiva, se necesita colaboración entre todos los actores del sistema: médicos, organizaciones de salud, entidades reguladoras y proveedores tecnológicos. Solo trabajando juntos podemos construir un sistema innovador y, a la vez, sostenible.

En el Capítulo 9 exploramos los marcos fundamentales necesarios para asegurar una implementación responsable de la IA. Regulaciones coherentes, modelos justos de responsabilidad y estándares globales de protección de datos no son lujos, sino condiciones imprescindibles. Como médico, tu voz es crucial para ayudar a dar forma a estos marcos. Este capítulo reafirmó la importancia de abogar por normativas que protejan los derechos de los pacientes, respeten la autonomía clínica y preserven los valores éticos que definen nuestra profesión.

Liberar el poder de la voz médica para avanzar en la medicina es como descubrir ese ingrediente final que faltaba en la búsqueda de una panacea: esa cura legendaria capaz de resolver los desafíos más profundos de la atención en salud.

Un mensaje ha sido constante a lo largo de este recorrido: los médicos deben permanecer en el centro de la transformación del sistema de salud. Tu experiencia, tu visión y tu liderazgo son los cimientos sobre los cuales se construirá el futuro de la medicina. El *Modelo de Convergencia Sanitaria*™ insiste en la importancia de incorporar retroalimentación clínica en tiempo real, conectar los resultados médicos con los costos, y usar esa información para dar forma a políticas de salud más efectivas. Cuando tu voz es escuchada, el sistema se vuelve más adaptativo, más receptivo y enfocado en el bienestar del paciente.

Imagina un futuro en el que tus observaciones clínicas influyan directamente en la legislación sanitaria, ayuden a corregir desigualdades estructurales y generen mejoras continuas. Eso no es una utopía: es un futuro posible cuando se empodera a los médicos para liderar.

Otro ingrediente esencial para el porvenir de la medicina es que usemos nuestras voces para transformar la formación médica, adaptándola a los desafíos del presente y del mañana.

Desde nuestra experiencia, sabemos que la educación médica necesita una renovación profunda si quiere responder a las demandas de un entorno en constante evolución. No podemos seguir formando profesionales con métodos obsoletos en un mundo donde la inteligencia artificial, la robótica y la medicina personalizada están redefiniendo los límites del cuidado. Es urgente preparar a los médicos no solo para adaptarse, sino para liderar estos cambios.

Revolucionar la formación médica no es un lujo; es una necesidad. El futuro de la medicina depende de que los profesionales reciban una educación adaptativa, orientada al futuro, que fomente la excelencia clínica y la capacidad de innovar, colaborar y desenvolverse con soltura ante lo desconocido. El momento de reimaginar cómo formamos a la nueva generación de médicos es ahora: sobre esa base se construirá un sistema de salud más fuerte y resiliente.

A medida que evoluciona la educación médica, nos acercamos a un modelo donde el desarrollo profesional continuo será más fluido, personalizado y pertinente. Los días de la formación genérica han quedado atrás. Con plataformas educativas potenciadas por inteligencia artificial, podrás acceder a la información exacta que necesitas para cubrir tus brechas de aprendizaje, en formatos adaptados a tu estilo personal de estudio.

Este cambio reducirá la ansiedad, potenciará tus capacidades clínicas y te asegurará seguir en la vanguardia de tu profesión.

El futuro de la formación médica no se trata solo de mantenerse al día, sino de prosperar.

Otro ingrediente clave para impulsar cambios positivos en la medicina es garantizar que todos trabajemos de forma que fortalezcan las relaciones médico-paciente en este mundo cada vez más impulsado por la tecnología.

La inteligencia artificial representa una gran oportunidad para consolidar el vínculo entre médico y paciente. Al ofrecer opciones terapéuticas personalizadas y brindar información clara y accesible, la IA actúa como un puente entre tú y tus pacientes. Esta tecnología puede hacer que la atención médica sea más accesible, ágil y eficiente, lo que se traduce en una confianza más sólida y mejores resultados clínicos. Sin embargo, el corazón de esta relación —la empatía, la comprensión y el contacto humano— sigue siendo insustituible. La IA está aquí para apoyar, no para reemplazar, la confianza que los pacientes depositan en sus médicos.

Para que todas estas soluciones se hagan realidad, es esencial invertir tiempo y recursos en rediseñar los entornos sanitarios, buscando una mayor eficiencia, seguridad y bienestar.

Con la integración de la IA y la robótica en los espacios clínicos, podemos transformar nuestros entornos de atención en lugares más eficientes y centrados en el bienestar del paciente. Imagina centros de salud que ya no sean ruidosos, caóticos o desorganizados, sino espacios que fomenten la recuperación, disminuyan el estrés y optimicen el trabajo clínico. La conexión entre instalaciones bien diseñadas y mejores resultados en salud es clara, y gracias a los datos, podemos perfeccionar cada aspecto del entorno médico tanto para los pacientes como para el personal.

Para los médicos, Hipócrates es considerado el "Padre de la Medicina". El juramento hipocrático nos compromete con estándares éticos fundamentales, como la confidencialidad médica y el principio de no hacer daño. También incluye nuestro deber de atender a cualquier persona, sin importar su credo, color, orientación u origen. Podemos usar nuestra voz profesional para impulsar la expansión de los límites de la atención médica, con el objetivo de cuidar a todas las personas, sin excepción.

El uso de datos permite reducir disparidades y asegurar que la atención médica llegue a todos, sin importar su ubicación. La inteligencia artificial y la robótica pueden acortar las brechas en la prestación de servicios, sobre todo en comunidades vulnerables, zonas rurales o regiones afectadas por desastres. Además, la IA tiene el potencial de superar barreras lingüísticas y culturales, conectando con pacientes que de otro modo podrían quedar al margen del sistema de salud. Al aprovechar el poder de los datos impulsados por IA, podemos construir un sistema verdaderamente inclusivo y equitativo.

Con el apoyo de la inteligencia artificial y la robótica, puedes usar tu voz médica para ser pionero en un modelo de salud sostenible para las generaciones futuras.

La sostenibilidad en salud no se limita a reducir el impacto ambiental; también implica construir sistemas resilientes, eficientes y exitosos a largo plazo. La IA puede optimizar todo, desde las cadenas de suministro hasta los flujos de trabajo clínicos, eliminando redundancias y maximizando el uso de los recursos. Un sistema sanitario sostenible también pone en el centro el bienestar de su personal, garantizando que médicos, enfermeras y demás profesionales estén respaldados, respetados y empoderados para ofrecer el mejor cuidado posible.

Tienes un papel crucial en la evolución de la medicina del mañana, guiado por una ética centrada en el ser humano. La ética en un sistema de salud impulsado por inteligencia artificial no es un lujo: es una prioridad innegociable. A medida que la tecnología avanza, debemos asegurarnos de que las consideraciones éticas estén siempre en el centro de cada decisión. Los sistemas de IA deben ser diseñados con equidad, transparencia y justicia. Como médicos, somos defensores naturales de principios que protegen los derechos del paciente, promueven la equidad en salud y preservan la dignidad humana. El futuro de la medicina no trata solo del avance tecnológico, sino de garantizar que la tecnología esté al servicio de los valores más elevados de la humanidad.

Involucrarte activamente con todo lo que has aprendido en *El futuro del médico* te ayudará no solo a proteger tu profesión, sino a posicionarla en el corazón del sistema de salud del futuro. Al mirar hacia adelante, hay algo que queda claro: empoderarte, aprender nuevas habilidades y alzar tu voz para promover los cambios que están transformando tu profesión es lo que te hará verdaderamente indispensable.

La inteligencia artificial y la robótica son herramientas poderosas, pero no pueden reemplazar la compasión, la sabiduría ni la intuición que aportas cada día a tu práctica. El *Modelo de Convergencia Sanitaria*™ plantea un futuro donde la tecnología y la inteligencia humana trabajen juntas, construyendo un sistema de salud eficiente, pero también ético, compasivo y centrado en el paciente.

Tu voz, tu experiencia y tu liderazgo son hoy más importantes que nunca. Al adoptar los principios que este libro ha compartido, puedes moldear el futuro de la medicina de forma alineada con tus valores y al servicio del bienestar de tus pacientes.

Permíteme dejarte un mensaje que vale la pena compartir:

El futuro de la salud no es una elección entre la tradición y la tecnología; se trata de encontrar la armonía entre ambas.

Mientras transitamos este nuevo entorno ampliado por la inteligencia artificial, tu rol como médico sigue siendo el eje central. Juntos, podemos construir un sistema sanitario que sea innovador, ético y, sobre todo, profundamente humano.

Gracias por haber recorrido este camino conmigo. Te invito a que nos unamos en este liderazgo hacia un futuro donde la medicina sea transformada para bien, donde médicos y tecnología trabajen en perfecta armonía para alcanzar logros que antes parecían inalcanzables.

Dr. Pietro Emanuele Garbelli

PRÓXIMOS PASOS

Confío en que este libro haya despertado nuevas ideas y profundizado tu comprensión sobre la transformación profunda que está ocurriendo en la medicina. Más allá de eso, espero que te haya inspirado a actuar, porque el futuro del sistema de salud es algo que podemos construir juntos.

Aquí te comparto algunos pasos concretos que puedes dar a continuación:

1. Comparte tu opinión: Si este libro te ha resonado, considera dejar una reseña en plataformas como Amazon o Goodreads. Tu perspectiva puede ayudar a que otros descubran *El futuro del médico* y se beneficien de su mensaje.
2. Difúndelo: Recomienda *El futuro del médico* a colegas, organizaciones de salud, tomadores de decisiones y actores clave que estén listos para enfrentar los desafíos y oportunidades que presentan la IA y la robótica.
3. Potencia a tu organización: Anima a tu institución a contactarme para explorar cómo puedo apoyarlos en la implementación de los principios del *Modelo de Convergencia Sanitaria*™. Juntos, podemos asegurar una integración segura, ética y eficaz de la IA y la robótica en sus entornos.
4. Invierte en claridad: Si estás listo para llevar tu estrategia de salud al siguiente nivel, visita https://drgarbelli.com y agenda una consulta *Thriving Healthcare*. Trabajemos juntos

para transformar tu enfoque y liberar todo el potencial de la IA y la robótica en tu práctica u organización.

5. Mantente conectado: Suscríbete a mi boletín para recibir reflexiones continuas, novedades y liderazgo de pensamiento sobre cómo moldear el futuro de la medicina.

6. Únete a la conversación: Sígueme en redes sociales como @DrGarbelli para contenidos regulares y debates sobre innovación, salud próspera y el papel del médico en esta nueva era.

7. Inspira a tu audiencia: Si estás organizando un evento, congreso o conferencia, será un honor aportar valor. Invítame como conferencista para compartir ideas prácticas y visionarias que inspiren a tu público a abrazar el futuro de la medicina.

8. Difunde el mensaje: Si tienes un programa de televisión o radio, un pódcast, una revista o una publicación científica, conectemos. Estoy disponible para entrevistas y espacios donde pueda compartir mi experiencia y ayudar a tu audiencia a explorar estrategias de vanguardia para transformar el sistema de salud.

Sigamos avanzando y trabajemos juntos para construir un sistema de salud verdaderamente próspero: innovador, ético y, sobre todo, centrado en las personas a quienes sirve.

PRODUCTOS PARA EL DESARROLLO PROFESIONAL

LA VOZ DEL MÉDICO

¿Te sientes agotado, estancado y sin motivación?

No estás solo.

Tras la pandemia de COVID-19, el abandono de la profesión médica por parte de los doctores se ha convertido en un problema global imposible de ignorar.

En *La voz del médico*, el Dr. Pietro Emanuele Garbelli —especialista en medicina interna aguda, director clínico y consultor en salud próspera— analiza las fuentes más comunes de frustración en el ámbito médico y propone pasos prácticos para que los profesionales de la salud recuperen sus vidas y transformen el sistema desde adentro.

En este libro revolucionario descubrirás:

- consejos esenciales para enfrentar el agotamiento profesional en un sistema sobrecargado y con pocos recursos;
- herramientas de comunicación para lograr que tu voz sea escuchada e impulsar cambios reales;
- estrategias concretas para mejorar la motivación, la productividad y la permanencia en el trabajo;
- cómo mejorar tu experiencia laboral y brindar una atención de excelencia a tus pacientes;
- cómo la tecnología adecuada puede renovar por completo tu manera de ejercer la medicina;
- cómo reconectar con tu propósito y volver a sentir que haces una verdadera diferencia;

- y mucho más.

Lectura imprescindible para estudiantes de medicina, profesionales de la salud y prestadores de servicios médicos que buscan un cambio real y profundo, *La voz del médico* es una invitación a liberar el valor incalculable que los doctores tienen para ofrecer al mundo.

"Un libro imprescindible para todo médico y profesionales de la salud."
—**Tony J. Selimi**, Autor Premiado, Conferencista y Coach Especializado en Comportamiento Humano

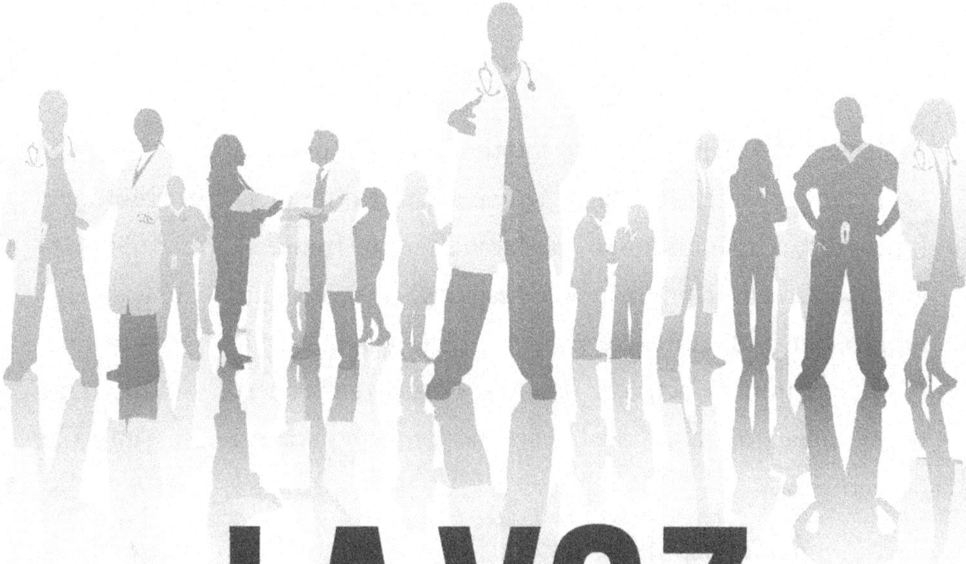

LA VOZ DEL MÉDICO

SOLUCIONES PODEROSAS

para superar las frustraciones médicas, el agotamiento laboral y las deficiencias del sistema de salud

Transformando el Cuidado de la Salud con Propósito®

DR. PIETRO EMANUELE GARBELLI

Autor Internacional #1 en Ventas, Multipremiado y Consultor de Salud de Amplia Trayectoria

EVALUACIÓN DEL MODELO DE CONVERGENCIA SANITARIA™

Tener una visión clara —o no tenerla— sobre el uso de inteligencia artificial y robótica en salud puede marcar la diferencia entre blindar el futuro de tu organización o quedar vulnerable frente a las disrupciones. Para una integración exitosa, es esencial que los equipos de liderazgo logren claridad, alineación y preparación para ejecutar. Esta evaluación te ayudará a detectar brechas, optimizar procesos y mantener a tu organización de salud a la vanguardia, lista para liderar el futuro de la medicina.

¿Cómo se utilizarán los datos?

Tus respuestas formarán parte de un informe innovador que brindará a tu organización una visión integral sobre su nivel de preparación en IA y robótica. Al completar esta evaluación, podrás identificar áreas clave de mejora y tomar decisiones más inteligentes y estratégicas para adoptar sistemas inteligentes que te ayuden a transformar la atención médica del futuro.

¿Qué ganas al participar?

Como agradecimiento por tu tiempo, recibirás un informe completo basado en el *Healthcare Convergence Framework*™, con el cual podrás:

- Obtener claridad estratégica sobre la preparación de tu organización en IA y robótica,
- Detectar riesgos ocultos, brechas y oportunidades desaprovechadas,

- Fomentar un liderazgo médico informado por datos,
- Impulsar conversaciones reflexivas y basadas en valores en el directorio,
- Adoptar una gestión de crisis proactiva con acciones enfocadas,
- Acelerar la alineación y fomentar la innovación convergente,
- Posicionarte a la vanguardia en la prestación de servicios médicos impulsados por IA y robótica.

Además, el informe diagnóstico te permitirá detectar puntos ciegos internos, fortalecer la confianza en los equipos y abordar desde hoy los desafíos del sistema de salud del mañana.

Accede a la evaluación del *Modelo de Convergencia Sanitaria*™ en:

https://scorecard.drgarbelli.com

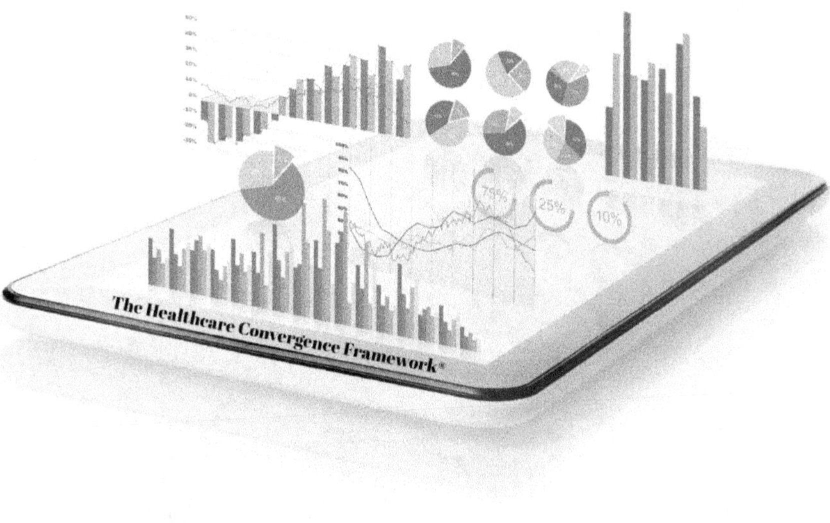

SOBRE EL AUTOR

El Dr. Pietro Emanuele Garbelli no es solo un médico; es un líder visionario que está transformando el futuro del cuidado de la salud. Actualmente trabaja en Londres, Reino Unido, como médico consultor especializado en medicina interna aguda. A lo largo de su carrera, ha dedicado su vida a mejorar la calidad y sostenibilidad de la atención médica, guiado por un profundo propósito, entusiasmo e innovación. Su compromiso inquebrantable con una atención amable y de alto nivel ha marcado un camino inspirador, resiliente y orientado al futuro.

La búsqueda constante de la excelencia ha sido el eje central en la trayectoria profesional del Dr. Garbelli. Su deseo de generar un impacto real lo llevó a replantear los estándares tradicionales de atención médica. Tras formarse como médico en Milán y especializarse en medicina interna aguda en Florencia, se trasladó a Londres, donde perfeccionó sus habilidades y obtuvo nuevas certificaciones en distintas áreas clínicas. Este compromiso con la excelencia lo condujo a asumir cargos clave de liderazgo, incluyendo Jefe Clínico de Atención Ambulatoria de Urgencias, Director Clínico de Medicina Aguda y Responsable de Gobernanza Clínica y Mortalidad.

El afán del Dr. Garbelli por crecer y aprender no se limita al entorno hospitalario. Busca constantemente oportunidades de desarrollo profesional y personal, profundizando en liderazgo médico y dominio personal. Su mirada global lo ha llevado a explorar distintos sistemas de salud en el mundo, en busca de soluciones innovadoras para los retos estructurales del sector. Un punto de inflexión en este recorrido fue su participación en el Programa Avanzado en Gestión de la Innovación en Salud del Instituto Europeo de Innovación (EIT), impartido por el Imperial College London, la IESE Business School y la Copenhagen Business School. Esta experiencia reafirmó su misión de impulsar mejoras en salud mediante la innovación, la colaboración y el liderazgo.

Durante los últimos ocho años, el Dr. Garbelli ha vivido un proceso profundo de transformación personal bajo la guía de Tony J. Selimi, autor reconocido a nivel mundial, conferencista y coach especializado en conducta humana e inteligencia emocional. Esta etapa de autodescubrimiento le permitió desplegar todo su potencial, redefinir su propósito de vida y enfocarse en empoderar a otros para transformar el cuidado de la salud. Con esa visión fundó *Modelo de Convergencia Sanitaria*™, una organización con una meta ambiciosa: crear una atención médica de calidad, sin fronteras, y espacios donde médicos y actores del sector salud trabajen juntos para desarrollar soluciones sostenibles e innovadoras.

El liderazgo del Dr. Garbelli está profundamente marcado por su experiencia personal como paciente, familiar y médico. Haber vivido de cerca las ineficiencias, frustraciones y dificultades del sistema de salud desde distintas perspectivas lo impulsó a transformar esos retos en una fuerza para el cambio. Su misión es clara: amplificar la voz de los médicos, crear un movimiento de profesionales de la salud empoderados y comprometidos con la reforma significativa, y liberar el verdadero potencial de los sistemas sanitarios a nivel global.

En el centro de su labor hay un compromiso constante con el servicio, la colaboración, la integridad y la transparencia. Está convencido de que la salud es una inversión invaluable y que los entornos de trabajo saludables son esenciales para que los trabajadores de la salud prosperen y puedan brindar atención de excelencia de manera sostenida. A través de soluciones innovadoras, conecta a médicos y actores del sistema para construir relaciones sinérgicas con objetivos compartidos, recuperando así la pasión que mueve a la medicina.

Su propósito va mucho más allá de la práctica clínica. A través de publicaciones, conferencias y participación en medios de comunicación, el Dr. Garbelli comparte sus aprendizajes e inspira a líderes de la salud en todo el mundo. Su primer libro, *La voz del médico: Soluciones poderosas para superar las frustraciones médicas, el agotamiento laboral y las deficiencias del sistema de salud*, ha sido reconocido con premios, reseñas editoriales de cinco estrellas y ha alcanzado el puesto número uno en ventas en Amazon en diversas categorías.

Ha sido invitado a podcasts, apareció en la revista *The Knowledge Review*, en una cartelera de Times Square en Nueva York, y en medios de gran alcance como ABC, FOX, CBS y NBC. Es considerado un líder de pensamiento por sus ideas visionarias y su enfoque práctico. Su amplia experiencia le ha dado una comprensión profunda de los desafíos que enfrenta tanto la profesión médica como el sector salud en su conjunto. Su vocación está centrada en empoderar a los médicos para que trabajen en conjunto con los tomadores de decisiones, creando un sistema de salud basado en la calidad, la eficiencia y los valores compartidos.

En cada una de sus iniciativas, el Dr. Garbelli logra que los profesionales de la salud se sientan escuchados, fortalecidos e inspirados a reconectar con el propósito y el entusiasmo que los llevó a elegir la medicina. Su legado es una visión renovada del cuidado de la salud, donde la empatía se combina con la innovación, y donde los médicos son tanto sanadores como agentes de cambio. Cree firmemente que, al empoderar a los médicos y alinear los valores de todos los involucrados con acciones concretas, es posible transformar la salud de forma consciente y duradera para las generaciones futuras.

AGRADECIMIENTOS

Antes que nada, mi gratitud más profunda es para ti, querido lector. Gracias por elegirme como tu guía en este recorrido hacia el futuro de la profesión médica. Me honra profundamente contar con ese privilegio.

Un agradecimiento muy especial para mis padres, Egidio y Mariagrazia. Gracias por confiar en mí, por acompañarme en los buenos y malos momentos, por retarme siempre con amor y estar a mi lado en cada paso del camino. También quiero agradecer de manera muy especial a mi hermana Daniela, a mi cuñado Gino y a toda su familia por su cariño y apoyo constante.

Estoy inmensamente agradecido con todas las personas y entidades que han formado parte de mi camino: mis empleadores pasados y presentes, colegas, estudiantes, residentes, gerentes, profesores, tutores, supervisores y supervisados, compañeros de escuela, amigos, conocidos, parejas, amores, detractores, médicos y pacientes. Gracias por las experiencias compartidas y todo lo que aprendimos juntos.

A todos los educadores, conferencistas, presentadores y organizadores de los múltiples cursos, congresos y talleres en los que he participado a lo largo de los años, gracias por contribuir a mi crecimiento constante.

Mi agradecimiento más grande es para mi coach, Tony J. Selimi. Sin su fe inquebrantable en mí y en lo que podía construir, no habría iniciado este camino tan inspirador. Gracias por retarme cuando el miedo y la duda amenazaban, por estar presente en los momentos difíciles, por impulsarme con firmeza a continuar con el trabajo silencioso detrás de escena, por abrirme nuevas perspectivas y animarme a imaginar una visión poderosa. Gracias a todo eso, hoy presento con orgullo esta nueva creación. ¡Gracias de corazón!

A todos mis queridos amigos que voluntariamente ofrecieron sus testimonios para este libro, y a todos los revisores —editoriales y no editoriales—, les agradezco sinceramente su apoyo. Que nuestras voces unidas lleguen lo más lejos posible.

Y, finalmente, un agradecimiento especial a mi alma: por sostenerme, por resistir el dolor de los desafíos de la vida y por guiarme en esta visión, misión y propósito que siguen evolucionando día a día.

APÉNDICE

Al analizar el panorama de la regulación de la inteligencia artificial (IA) en Estados Unidos,[13] destaca un avance importante: la creación del *Marco de Gestión de Riesgos en IA* por parte del Instituto Nacional de Estándares y Tecnología (NIST, por sus siglas en inglés, 2024), una agencia clave del Departamento de Comercio de los EE. UU. Este marco, desarrollado a partir de un consenso colectivo, busca orientar a organizaciones de distintos sectores en la gestión de los riesgos asociados al uso de la IA. Además, el NIST ha elaborado una guía práctica detallada y ha creado el *Centro de Recursos para una Inteligencia Artificial Confiable y Responsable* (AIRC, por sus siglas en inglés), para facilitar la implementación del marco.

Si bien no fue diseñado específicamente para el ámbito médico, su relevancia para la salud es innegable. Las recomendaciones son amplias, pero abordan aspectos fundamentales que impactan directamente en el uso de la IA en el sector salud. Entre ellos se encuentran la protección sólida de la privacidad de los datos, la identificación y mitigación de sesgos en los algoritmos, la mejora de la transparencia en los procesos de decisión automatizada y la protección de información sensible de los pacientes.

El expresidente de Estados Unidos, Joe Biden, firmó la Orden Ejecutiva sobre el Desarrollo y Uso Seguro, Confiable y Responsable de la Inteligencia Artificial. Esta orden instruyó a distintas agencias

13 Por razones de concisión, elegí centrarme principalmente en ejemplos de Estados Unidos, la Unión Europea y el Reino Unido. Pido disculpas a mis lectores de otros países.

federales a implementar acciones para gestionar los riesgos y maximizar los beneficios de la IA. Los puntos clave relacionados con la salud incluyen la seguridad, la protección de la privacidad, la equidad y los derechos civiles. También contempla medidas para proteger a consumidores y pacientes, respaldar a los trabajadores y fomentar la innovación (Casa Blanca, 2023).

El Departamento de Salud y Servicios Humanos de EE. UU. publicó su Estrategia de Inteligencia Artificial (DHHS, por sus siglas en inglés, 2021), que incluye la creación de un Consejo de IA para apoyar su aplicación. Por su parte, la Administración de Alimentos y Medicamentos (FDA, por sus siglas en inglés) ha abordado la regulación de dispositivos médicos que utilizan inteligencia artificial y aprendizaje automático a través de una propuesta de marco normativo, un plan de acción y, más recientemente, principios rectores y declaraciones de colaboración con otras agencias (FDA, 2024).

En resumen, se ha avanzado en el tránsito desde recomendaciones voluntarias hacia marcos regulatorios impulsados por agencias gubernamentales. Sin embargo, aún queda mucho por hacer para consolidar un entorno regulatorio completo y efectivo.

Crucemos ahora el Atlántico. La Unión Europea también ha mostrado un fuerte interés en este ámbito. La Comisión Europea publicó la *Ley de Inteligencia Artificial de la UE*, cuyo objetivo es establecer un marco regulatorio integral para el uso de la IA. Esta legislación clasifica los sistemas según niveles de riesgo y exige que los considerados de alto riesgo —tanto por quienes los desarrollan como por quienes los implementan— se sometan a una evaluación de conformidad. Esto implica cumplir con rigurosos criterios de seguridad y transparencia antes de que puedan ser utilizados (EU AIA, 2024).

Se consideran de alto riesgo, por ejemplo, los sistemas que procesan datos personales para evaluar la salud de una persona con fines de seguros, beneficios o acceso a servicios médicos, así como los algoritmos utilizados para clasificar urgencias. Curiosamente, otras aplicaciones de IA en el ámbito sanitario no figuran en esta categoría, lo que sugiere que podrían estar sujetas a criterios más generales y evaluaciones menos exigentes. La implementación de esta ley será gradual, y las disposiciones sobre sistemas de alto riesgo comenzarán a aplicarse 24 meses después de su entrada en vigor. La aplicación y vigilancia quedarán en manos de las autoridades nacionales que cada país miembro designe. Además, se prevén sanciones por incumplimiento (Comisión Europea, 2024).

En resumen, aunque la legislación europea representa un avance significativo en la regulación de ciertos aspectos de la IA, en su forma actual podría no abordar completamente algunos riesgos asociados con su aplicación en el sector salud.

Por otra parte, el *Grupo de Expertos de Alto Nivel en IA* de la Comisión Europea presentó en 2019 las *Directrices Éticas para una Inteligencia Artificial Confiable* (HLEG AI, por sus siglas en inglés, 2019), que sirvieron de base para la elaboración de una lista de autoevaluación dirigida a desarrolladores y responsables de implementar IA (Comisión Europea, 2020).

En el plano internacional, la Organización Mundial de la Salud emitió su guía *Ética y Gobernanza de la Inteligencia Artificial para la Salud* (OMS, 2021), en línea con su rol de asesoría y coordinación en temas de salud global. Sin embargo, no tiene autoridad reguladora ni capacidad de aplicación directa.

En el Reino Unido, donde actualmente ejerzo como médico, el enfoque regulatorio hacia la IA, en principio, se asemeja más al de Estados Unidos que al de la Unión Europea. Para mantener un sistema regulador ágil, el gobierno británico no ha emitido una legislación nueva, sino que ha optado por utilizar los marcos normativos y organismos existentes. Todo comenzó con la *Estrategia Nacional de IA* en 2021 (Office for Artificial Intelligence, 2021), seguida de un documento de política pública que propone un enfoque regulatorio favorable a la innovación (Office for Artificial Intelligence, 2022).

La *Agencia Reguladora de Medicamentos y Productos Sanitarios del Reino Unido* (MHRA, por sus siglas en inglés) publicó su respuesta oficial a la consulta pública sobre el futuro de la regulación de dispositivos médicos en el país. En ese documento se establece que la inteligencia artificial aplicada a la medicina será considerada una subcategoría del software como dispositivo médico (*Software as a Medical Device*, MHRA, 2021). Junto con esta publicación, se presentó un programa de reformas regulatorias acompañado de una hoja de ruta que subraya la necesidad de contar con guías claras y legislación secundaria para reforzar el marco existente (MHRA, 2021).

Dentro del sistema de salud británico, se creó el *Laboratorio de Inteligencia Artificial del NHS* (NHS AI Lab) con el objetivo de coordinar a los distintos actores del sector. Este laboratorio ejecuta diferentes programas, entre ellos uno dedicado específicamente a la regulación, desarrollado a través de la colaboración interinstitucional (NHS AI Lab, Regulation). Siguiendo el estilo característico del NHS, se renombró uno de sus servicios bajo una nueva identidad: *Servicio de Regulación de IA y Digital para la Salud y Atención Social (AI and Digital Regulations Service for Health and Social Care)*. En su sitio web, se pueden encontrar orientaciones para desarrolladores y usuarios, basadas en la normativa vigente.

Existe un programa similar, aunque menos desarrollado, centrado en la ética (NHS AI Lab, Ethics). Dado que se trata de un proceso algo más complejo de rastrear, te invito a explorarlo por tu cuenta si te interesa profundizar.

Un artículo interesante de Deloitte señala algunos temas pendientes. Por ejemplo, el marco regulatorio británico depende en gran medida de la colaboración entre organismos reguladores, pero no existe una obligación legal que los obligue a coordinarse. Además, persiste la ambigüedad respecto a qué entidad debe supervisar ciertos tipos de IA, como la inteligencia artificial generativa o los modelos de uso general. A esto se suma la falta de claridad en los plazos para completar el marco regulatorio, que en ocasiones resultan vagos o prolongados (Gallo, Nair, 2023).

De forma más reciente, el gobierno del Reino Unido publicó su respuesta a la consulta sobre el *Libro Blanco de Regulación de la IA*, defendiendo su enfoque actual, pero reconociendo varios de los puntos mencionados. En ella se propuso una nueva categorización de sistemas y riesgos relacionados con la IA, además de establecer un equipo multidisciplinario dentro del *Departamento de Ciencia, Innovación y Tecnología* (DSIT, por sus siglas en inglés, 2024) encargado de evaluar la efectividad de las intervenciones gubernamentales y regulatorias. El gobierno también dejó claro que, en caso de que las medidas voluntarias no sean implementadas de forma efectiva por todas las partes, o si los marcos legales existentes no logran mitigar adecuadamente los riesgos de la IA, se considerará la introducción de legislación formal.

En cuanto al uso de la robótica en el ámbito sanitario, el panorama actual es bastante limitado. No se ha identificado ningún marco regulatorio específico ni lineamientos dedicados publicados por los gobiernos o entidades regulatorias mencionadas. No obstante, esto no parece deberse a una falta total de conciencia sobre el tema. Por ejemplo, el *Think Tank del Parlamento Europeo* ya en 2016 publicó un estudio titulado *Aspectos Éticos de los Sistemas Ciberfísicos* (EPRS, 2016), destinado a informar a los legisladores europeos sobre los posibles impactos futuros de estos sistemas, es decir, los robots.

REFERENCIAS

Adus, Samira, Jillian Macklin y Andrew Pinto. 2023. "Exploring patient perspectives on how they can and should be engaged in the development of artificial intelligence (AI) applications in health care." *BMC Health Services Research*, 23, 1163. https://doi.org/10.1186/s12913-023-10098-2.

AI and Digital Regulations Service for Health and Social Care. "Understanding regulations of AI and digital technology in health and social care." Consultado el 16 de enero de 2025. https://www.digitalregulations.innovation.nhs.uk.

American Medical Association. 2022. "Patient perspectives around data privacy." Publicado el 25 de julio. https://www.ama-assn.org/system/files/ama-patient-data-privacy-survey-results.pdf.

American Medical Association. 2023. "AMA Augmented Intelligence Research. Physician sentiments around the use of AI in health care: motivations, opportunities, risks, and use cases." Publicado en noviembre. https://www.ama-assn.org/system/files/physician-ai-sentiment-report.pdf.

American Medical Association. 2024. "Augmented Intelligence Development, Deployment, and Use in Health Care." Publicado en noviembre. https://www.ama-assn.org/system/files/ama-ai-principles.pdf.

Appleby, Chuck, Ishmeet Kaur Kumar, Tina Wheeler, Matthew Kaye, Anwesha Dutta y Maulesh Shukla. 2023. "Integrating digital health tools to help improve the whole consumer experience." *Deloitte Insights*. Publicado el 11 de abril. https://www2.deloitte.com/us/en/insights/industry/health-care/digital-health-always-on-care.html.

Baxi, Sanjiv, Sagar Parikh, Michael Peterson y Andrew Ray.

2023. "Setting the revenue cycle up for success in automation and AI." *McKinsey & Company*. Publicado el 25 de julio. https://www.mckinsey.com/industries/healthcare/our-insights/setting-the-revenue-cycle-up-for-success-in-automation-and-ai.

Bojinov, Iavor. 2023. "Keep Your AI Projects on Track." *Harvard Business Review*. Noviembre-diciembre. https://hbr.org/2023/11/keep-your-ai-projects-on-track.

Coppola, Francesca, Lorenzo Faggioni, Daniele Regge, Andrea Giovagnoni, Rita Golfieri, Corrado Bibbolino, et al. 2021. "Artificial intelligence: radiologists' expectations and opinions gleaned from a nationwide online survey." *La Radiologia Medica*, 126 (1): 63–71. http://dx.doi.org/10.1007/s11547-020-01205-y.

Cruickshank, Carol, Cian Wade y Junaid Bajwa. 2024. "How AI Could Help Reduce Inequities in Health Care." *Harvard Business Review*. Publicado el 29 de agosto. https://hbr.org/2024/08/how-ai-could-help-reduce-inequities-in-health-care.

Damery, Sarah, Sarah Flanagan y Gill Combes. 2016. "Does integrated care reduce hospital activity for patients with chronic diseases? An umbrella review of systematic reviews." *BMJ Open*, 16 (6), e011952. http://doi:10.1136/bmjopen-2016-011952.

De Backer, Ruth y Eileen Kelly Rinaudo. 2019. "Improving the management of complex business partnerships." *McKinsey & Company*. Publicado el 21 de marzo. https://www.mckinsey.com/capabilities/strategy-and-corporate-finance/our-insights/improving-the-management-of-complex-business-partnerships#/.

Department for Science, Innovation and Technology. 2024. "Consultation outcome. A pro-innovation approach to AI regulation: government response." Publicado el 6 de febrero. https://www.gov.uk/government/consultations/ai-regulation-a-pro-innovation-approach-policy-proposals/outcome/a-pro-innovation-approach-to-ai-regulation-government-response.

Department of Health and Human Services. 2021. "Artificial Intelligence (AI) Strategy." Publicado en enero. https://www.hhs.gov/sites/default/files/hhs-ai-strategy.pdf.

Dixon, Diny, Hina Sattar, Natalia Moros, Srija Reddy Kesireddy, Huma Ahsan, Mohit Lakkimsetti, et al. 2024. "Unveiling the Influence of AI Predictive Analytics on Patient Outcomes: A Comprehensive Narrative Review." *Cureus*, 16(5): e59954. Publicado el 9 de mayo. doi: 10.7759/cureus.59954.

Doraiswamy, P. Murali, Charlotte Blease y Kaylee Bodner. 2020. "Artificial intelligence and the future of psychiatry: insights from a global physician survey." *Artificial Intelligence in Medicine*, 102. https://doi.org/10.1016/j.artmed.2019.101753.

European Commission. 2020. "Assessment List for Trustworthy Artificial Intelligence (ALTAI) for self-assessment." Publicado el 17 de julio. https://digital-strategy.ec.europa.eu/en/library/assessment-list-trustworthy-artificial-intelligence-altai-self-assessment.

European Commission. 2022. "Proposal for a Directive of the European Parliament and of the Council on adapting non-contractual civil liability rules to artificial intelligence (AI Liability Directive)." Publicado el 28 de septiembre. https://eur-lex.europa.eu/legal-content/EN/TXT/?uri=CELEX%3A52022PC0496.

European Commission. 2024. "Artificial Intelligence – Questions and Answers." Publicado el 1 de agosto. https://ec.europa.eu/commission/presscorner/api/files/document/print/en/qanda_21_1683/QANDA_21_1683_EN.pdf.

European Parliament. 2017. "Civil Law Rules on Robotics: European Parliament resolution of 16 February 2017 with recommendations to the Commission on Civil Law Rules on Robotics." *Official Journal of the European Union*. Publicado el 18 de julio. https://eur-lex.europa.eu/legal-content/EN/TXT/PDF/?uri=CELEX:52017IP0051.

European Parliament. 2020. "European Parliament resolution of 20 October 2020 with recommendations to the Commission on a civil liability regime for artificial intelligence." Publicado el 20 de octubre. https://www.europarl.europa.eu/doceo/document/TA-9-2020-0276_EN.html.

European Parliamentary Research Service. 2016. "Ethical Aspects of Cyber-Physical Systems. Scientific Foresight study." *European Parliament Think Tank*. Publicado el 28 de junio. https://www.europarl.europa.eu/thinktank/en/document/EPRS_STU(2016)563501.

European Union Artificial Intelligence Act. 2024. "Regulation (EU) 2024/1689 of The European Parliament and of The Council […] laying down harmonized rules on artificial intelligence […] (Artificial Intelligence Act)." Publicado el 13 de junio. https://artificialintelligenceact.eu.

Faverio, Michelle y Alec Tyson. 2023. "What the data says about Americans' views of artificial intelligence." *Short Reads*. Publicado el 21 de noviembre. https://www.pewresearch.org/short-reads/2023/11/21/what-the-data-says-about-americans-views-of-artificial-intelligence/.

Food and Drug Administration. 2024. "Artificial Intelligence and Machine Learning in Software as a Medical Device." Consultado el 16 de enero de 2025. https://www.fda.gov/medical-devices/software-medical-device-samd/artificial-intelligence-and-machine-learning-software-medical-device.

Gallo, Valeria y Suchitra Nair. 2023. "Regulating AI: can the UK's proposed approach achieve both flexibility and clarity? EC sustainable finance package update." *Deloitte, Perspective*. Publicado el 3 de abril. https://www.deloitte.com/uk/en/Industries/financial-services/blogs/regulating-ai-can-the-uks-proposed.html.

Grand View Research. 2023. "GVR Report Cover AI in Healthcare Market Size, Share and Trends Report by Component (Hardware, Services), by Application, by End-use, by Technology, by Region, and Segment Forecasts, 2024–2030." *Grand View Research*. Consultado el 16 de enero de 2025. https://www.grandviewresearch.com/industry-analysis/artificial-intelligence-ai-healthcare-market.

High-Level Expert Group on Artificial Intelligence. 2019. "Ethics Guidelines for Trustworthy AI." Publicado el 8 de abril. https://digital-strategy.ec.europa.eu/en/library/ethics-guidelines-trustworthy-ai.

Hodkinson, Alexander, Anli Zhou, Judith Johnson, Keith Geraghty, Ruth Reily, Andrew Zhou, et al. 2022. "Associations of physician burnout with career engagement and quality of patient care: systematic review and meta-analysis." *BMJ* 2022;378:e070442. https://www.bmj.com/content/378/bmj-2022-070442.

Hospital and Healthcare Management Global. "The integration of AI in healthcare administration and management." *HHM Global Knowledge Bank*. Consultado el 16 de enero de 2025. https://www.hhmglobal.com/knowledge-bank/news/the-integration-of-ai-in-healthcare-administration-and-management.

Integrated Care Journal. 2023. "NHS-backed study shows 73% reduction in GP waiting times using AI triage system." Publicado el 21 de octubre. https://integratedcarejournal.com/nhs-backed-study-shows-73-reduction-gp-waiting-times-ai-triage/.

Korn Ferry. "How Diverse Teams Increase Innovation and Growth. Creating diverse teams throughout the organization isn't just the right thing to do—it's a source of competitive advantage." *Insights*. Consultado el 16 de enero de 2025. https://www.kornferry.com/insights/featured-topics/diversity-equity-inclusion/how-diverse-teams-increase-innovation-and-growth.

Lewis, Corinne, Celli Horstman, David Blumenthal y Melinda K. Abrams. 2023. "Value-Based Care: What It Is, and Why It's Needed." *Explainer, Commonwealth Fund*. Publicado el 7 de febrero. https://doi.org/10.26099/fw31-3463.

McLennan, Stuart, Amelia Fiske, Daniel Tigard, Ruth Müller, Sami Haddadin y Alena Buyx. 2022. "Embedded ethics: a proposal for integrating ethics into the development of medical AI." *BMC Medical Ethics*, 23, 6. https://doi.org/10.1186/s12910-022-00746-3.

Medicines and Healthcare products Regulatory Agency. 2021. "Government response to consultation on the future regulation of medical devices in the United Kingdom." Publicado el 21 de septiembre. https://www.gov.uk/government/consultations/consultation-on-the-future-regulation-of-medical-devices-in-the-united-kingdom.

Medicines and Healthcare products Regulatory Agency. 2021. "Guidance. Software and AI as a Medical Device Change Programme." Publicado el 16 de septiembre. https://www.gov.uk/government/publications/software-and-ai-as-a-medical-device-change-programme.

National Institute of Standards and Technology. 2024. "NIST Trustworthy and Responsible AI. NIST AI 600-1. Artificial Intelligence Risk Management Framework: Generative Artificial Intelligence Profile." Publicado en julio. https://doi.org/10.6028/NIST.AI.600-1.

Needhi, Jeyadev. 2024. "AI in Human Resources: Talent Acquisition and Employee Retention." *Medium*. Publicado el 4 de julio. https://medium.com/@jeyadev_needhi/ai-in-human-resources-talent-acquisition-and-employee-retention-013a050cf735.

NHS Artificial Intelligence Laboratory. "AI Regulation. Improving the regulatory approval process and building trust in robust standards." Consultado el 16 de enero de 2025. https://transform.england.nhs.uk/ai-lab/ai-lab-programmes/regulating-the-ai-ecosystem/.

NHS Artificial Intelligence Laboratory. "The AI and digital regulations service." Consultado el 16 de enero de 2025. https://transform.england.nhs.uk/ai-lab/ai-lab-programmes/regulating-the-ai-ecosystem/the-ai-and-digital-regulations-service/.

NHS Artificial Intelligence Laboratory. "The AI Ethics Initiative. Embedding ethical approaches to AI in health and care." Consultado el 16 de enero de 2025. https://transform.england.nhs.uk/ai-lab/ai-lab-programmes/ethics/.

NHS Artificial Intelligence Laboratory. "The NHS AI Lab. Accelerating the safe adoption of artificial intelligence in health and care." Consultado el 16 de enero de 2025. https://transform.england.nhs.uk/ai-lab/.

Noyes, Jesse. 2023. "Perceptions of AI in healthcare: What professionals and the public think." *The Intake*. Publicado el 27 de abril. https://www.tebra.com/theintake/medical-deep-dives/tips-and-trends/research-perceptions-of-ai-in-healthcare.

Office for Artificial Intelligence. 2021. "National AI Strategy. Presented to Parliament by the Secretary of State for Digital, Culture, Media and Sport by Command of Her Majesty." Publicado el 22 de septiembre. https://www.gov.uk/government/publications/national-ai-strategy.

Office for Artificial Intelligence. 2022. "Policy paper. Establishing a pro-innovation approach to regulating AI." Publicado el 18 de julio. https://www.gov.uk/government/publications/establishing-a-pro-innovation-approach-to-regulating-ai/establishing-a-pro-innovation-approach-to-regulating-ai-policy-statement.

Oh, Songhee, Jae Heon Kim, Sung-Woo Choi, Hee Jeong Lee, Jungrak Hong y Soon Hyo Kwon. 2019. "Physician Confidence in Artificial Intelligence: An Online Mobile Survey." *Journal of Medical Internet Research*, 21 (3): e12422. https://doi.org/10.2196/12422.

Phillips, Paul, Sandeep Sharma, Irfan Saif y Juan Tello. 2020. "Tech Trends 2021." *Deloitte Insights*. https://www2.deloitte.com/us/en/insights/focus/tech-trends/2021/disrupting-ai-data-management.html.

Qurashi, Abdulaziz A., Rashed K. Alanazi, Yasser M. Alhazmi, Ahmed S. Almohammadi, Walaa M. Alsharif y Khalid M. Alshamrani. 2021. "Saudi radiology personnel's perceptions of artificial intelligence implementation: a cross-sectional study." *Journal of Multidisciplinary Healthcare*, 14: 3225–3231. https://doi.org/10.2147/jmdh.s340786.

Rao, Anand S. y Gerard Verweij. 2017. "Sizing the prize—What's the real value of AI for your business and how can you capitalise?" *PwC Publications*.

https://www.pwc.com/gx/en/issues/artificial-intelligence/publications/artificial-intelligence-study.html.

Rogers, Everett M. 1962. *Diffusion of Innovations*. Capítulo 7 "Innovativeness and adopter categories." *The Free Press*, una división de Macmillan Publishing Co., Inc.

Russo, Amanda. 2020. "Recession and Automation Changes Our Future of Work, But There are Jobs Coming, Report Says." *World Economic Forum*. Publicado el 20 de octubre. https://www.weforum.org/press/2020/10/recession-and-automation-changes-our-future-of-work-but-there-are-jobs-coming-report-says-52c5162fce/.

Sarwar, Shihab, Anglin Dent, Kevin Faust, Maxime Richer, Ugljesa Djuric, Randy Van Ommeren y Phedias Diamandis. 2019. "Physician perspectives on integration of artificial intelligence into diagnostic pathology." *Digital Medicine*, 2 (1): 1–7. https://www.nature.com/articles/s41746-019-0106-0.

Selimi, Tony Jeton. 2022. *A Path to Excellence. The Blueprint to Achieving Your Greatest Potential*. Balboa Press.

Selimi, Tony Jeton. 2013. *A Path to Wisdom. How to live a balanced, healthy and peaceful life*. Panoma Press.

Selimi, Tony Jeton. *Technological Armageddon: A Wake-Up Call*. TEDx Wilmington, 22 de noviembre de 2017. https://youtu.be/9FFr2CdbR1c?si=9e-BAUOX2Ty0NE5P.

Spatharou, Angela, Solveigh Hieronimus y Jonathan Jenkins. 2020. "Transforming healthcare with AI: The impact on the workforce and organizations." *McKinsey & Company*. Publicado el 10 de marzo. https://www.mckinsey.com/industries/healthcare/our-insights/transforming-healthcare-with-ai.

The White House. 2023. "Safe, Secure, and Trustworthy Development and Use of Artificial Intelligence." *Executive Order 14110*. Publicado el 30 de octubre. https://www.federalregister.gov/documents/2023/11/01/2023-24283/safe-secure-and-trustworthy-development-and-use-of-artificial-intelligence.

Tucci, Victoria, Joan Saary y Thomas E. Doyle. 2022. "Factors influencing trust in medical artificial intelligence for healthcare professionals: a narrative review." *Journal of Medical Artificial Intelligence*, 5. doi:10.21037/jmai-21-25.

"Uncanny valley." 2025. *Wikipedia*. https://en.wikipedia.org/wiki/Uncanny_valley.

Vena Solutions. 2024. "80 AI Statistics Shaping Business in 2024." Publicado el 18 de julio. https://www.venasolutions.com/blog/ai-statistics.

Vohra, Sanjeev, Ajay Vasal, Philippe Roussiere, Lan Guan y Praveen Tanguturi. 2022. "The art of AI maturity — Advancing from practice to performance." *Accenture Insights*. https://www.accenture.com/us-en/insights/artificial-intelligence/ai-maturity-and-transformation.

Vudathaneni, Vijaya Krishna Prasad, Rama Brahmam Lanke, Manasi Chinnadurai Mudaliyar, Kalikrishna Varaprasad Movva, Lakshmi Mounika Kalluri y Ramanarayana Boyapati. 2024. "The Impact of Telemedicine and Remote Patient Monitoring on Healthcare Delivery: A Comprehensive Evaluation." *Cureus*, 16(3): e55534. Publicado el 4 de marzo. doi: 10.7759/cureus.55534.

Willard, Julien Oleg, Andrea Dobrindt y Jonathan Crowther. 2023. "Optimizing clinical trial site performance: A focus on three AI capabilities." *IBM Think*. Publicado el 7 de agosto. https://www.ibm.com/think/topics/clinical-trial-optimization-ai.

World Health Organization. 2021. "Ethics & Governance of Artificial Intelligence for Health. WHO Guidance." Publicado el 28 de junio. https://www.who.int/publications/i/item/9789240029200.

World Health Organization. 2023. "WHO unveils framework for climate resilient and low carbon health systems." *WHO News*. Publicado el 9 de noviembre. https://www.who.int/news/item/09-11-2023-who-unveils-framework-for-climate-resilient-and-low-carbon-health-systems.

World Health Organization. 2024. "WHO and ITU publish new guidance to make telehealth services accessible." *WHO News.* Publicado el 9 de septiembre. https://www.who.int/news/item/09-09-2024-who-and-itu-publish-new-guidance-to-make-telehealth-services-accessible.

www.ingramcontent.com/pod-product-compliance
Lightning Source LLC
LaVergne TN
LVHW011308061026
849535LV00005B/1458